·国学精粹摘要·

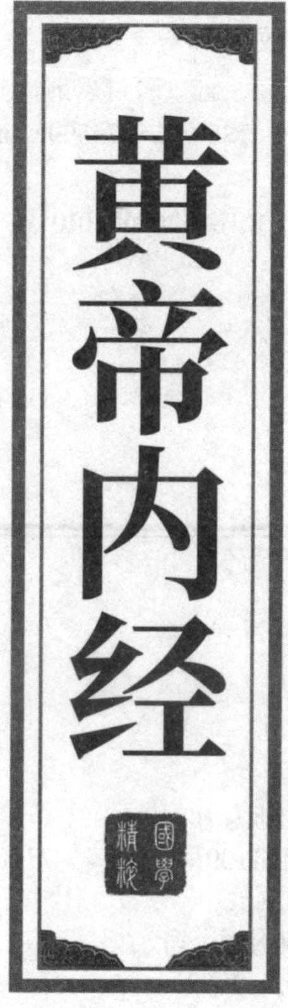

萤雪◎译注

陕西师范大学出版总社 西安

图书代号　SK25N0170

图书在版编目（CIP）数据

黄帝内经 / 萤雪译注. -- 西安 : 陕西师范大学出版总社有限公司, 2025. 1. -- ISBN 978-7-5695-5555-4

Ⅰ. R221

中国国家版本馆CIP数据核字第2025N1D101号

黄帝内经
HUANGDI NEIJING
萤雪　译注

出 版 人　刘东风
出版统筹　杨　沁
特约编辑　潘洁茹
责任编辑　张　甜
责任校对　王　越
封面设计　刘　添
出版发行　陕西师范大学出版总社
（西安市长安南路199号　邮编　710062）
网　　址　http://www.snupg.com
印　　刷　唐山市铭诚印刷有限公司
开　　本　787 mm×1092 mm 1/32
印　　张　4
字　　数　104千
版　　次　2025年1月第1版
印　　次　2025年1月第1次印刷
书　　号　ISBN 978-7-5695-5555-4
定　　价　19.80元

前言

“国学”一词，古已有之。《周礼·春官·乐师》中记载：“乐师掌国学之政，以教国子小舞。”这里的“国学”指的是国家设立的学校。近代以来，随着西学东渐，为了与来自西方的学术体系相区别，人们将中国传统的学术文化称为国学。

从广义上来说，国学涵盖了中国古代的哲学、史学、宗教学、文学、礼俗学、考据学、伦理学、中医学、农学、术数、地理、政治、经济以及书画、音乐、建筑等诸多方面。它是中华民族在数千年的历史发展中形成的独特的文化体系，反映了中华民族的价值观念、思维方式和生活方式。

国学经典，乃中华民族数千年文明之精粹，是古圣先贤智慧与思想之结晶。它们宛如璀璨星辰，在历史的长河中熠熠生辉，照亮了中华儿女前行的道路。

《论语》有云：“学而时习之，不亦说乎？”国学经典的魅力正在于此，常读常新，每一次的研读与领悟，都能带来新的启示与愉悦。《诗经》开篇即言：“关关雎鸠，在河之洲。窈窕淑女，君子好逑。”其以质朴而优美的语言，描绘了爱情的纯真与美好。又如“蒹葭苍苍，白露为霜。所谓伊人，在水一方”，那缥缈朦胧的意境，让人陶醉其中，感受到古人对美好情感的追求与向往。

《庄子》中“天地与我并生，而万物与我为一”，这种宏大而超脱的境界，让我们思考人与自然的关系，追求心灵的自由与宁静；《孟子》中的“富贵不能淫，贫贱不能移，威武不能屈”，塑造了中华民族坚韧不拔、坚守气节的高尚品格。这些经典，蕴含着深刻的道德教诲和人生哲理，如同一盏盏明灯，指引着我们在人生的旅途中坚守正道，秉持良知。

“大漠孤烟直，长河落日圆”，王维的诗句让我们领略到塞外的雄浑与壮丽；“会当凌绝顶，一览众山小”，杜甫的豪情壮志激励着我们勇攀高峰，追求卓越。唐诗宋词，繁花似锦，或豪放，或婉约，或激昂，或沉郁，将世间万象、人生百态尽纳其中。

《三字经》里“人之初，性本善。性相近，习相远”的启蒙，为孩童开启了道德与知识的大门；《百家姓》则集百家姓氏于一册，“赵钱孙李，周吴郑王”，不仅反映了中国姓氏文化的源远流长，更体现了家族传承和血脉延续的重要意义。

如此种种，不胜枚举。

国学经典不仅是文学艺术的瑰宝，更是中华民族精神脊梁。它们承载着历史的记忆，传承着民族的文化基因。在当今全球化的时代背景下，我们更应珍视这些经典，从中汲取智慧和力量。

为了弘扬国学，使更多的人了解中国传统文化的精粹，我们精心编纂了这套“国学精粹摘要”。这套书精选了传统文化中的典范之作，于经、史、子、集中选取精华部分，予以汇编。编者力图通过这套书，为读者打造一条走进国学的画廊，让读者感受国学独到的智慧。

“路曼曼其修远兮，吾将上下而求索。”正如屈原所言，我们对国学经典的探索与传承之路永无止境。愿国学经典之花永远绽放，芬芳四溢，润泽千秋万代。

目　录

上卷　素问篇

上古天真论篇 …… 1
四气调神大论篇 …… 3
生气通天论篇 …… 5
金匮真言论篇 …… 8
阴阳应象大论篇 …… 10
灵兰秘典论篇 …… 15
五脏别论篇 …… 16
脉要精微论篇 …… 17
玉机真脏论篇 …… 21
血气形志篇 …… 26
热论篇 …… 27
评热病论篇 …… 29
气厥论篇 …… 31
咳论篇 …… 32
举痛论篇 …… 33
腹中论篇 …… 36
风论篇 …… 38
痹论篇 …… 40
痿论篇 …… 42
奇病论篇 …… 44
脉解篇 …… 46
刺要论篇 …… 48
刺禁论篇 …… 49
针解篇 …… 51
示从容论篇 …… 52
阴阳类论篇 …… 54
方盛衰论篇 …… 55

下卷　灵枢篇

九针十二原 …… 58
本输 …… 61
邪气脏腑病形 …… 65
根结 …… 70
官针 …… 72
本神 …… 74
终始 …… 76
骨度 …… 81
营气 …… 82
四时气 …… 83
寒热病 …… 84
病本 …… 86
周痹 …… 87
海论 …… 88
五乱 …… 89
五阅五使 …… 90
血络论 …… 91
病传 …… 92
外揣 …… 94
五变 …… 95
本脏 …… 97
背腧 …… 100
卫气 …… 101
论痛 …… 102
水胀 …… 103
卫气失常 …… 104
玉版 …… 106
百病始生 …… 108
行针 …… 110
寒热 …… 111
通天 …… 112
官能 …… 114
论疾诊尺 …… 116
九针论 …… 118

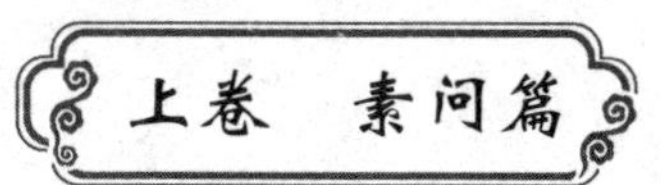

上古天真论篇

原文

昔在黄帝，生而神灵，弱而能言，幼而徇齐，长而敦敏，成而登天。

乃问于天师[①]曰：余闻上古之人，春秋皆度百岁，而动作不衰；今时之人，年半百而动作皆衰者，时世异耶？人将失之耶？

岐伯对曰：上古之人，其知道者，法于阴阳，和于术数[②]，食饮有节，起居有常，不妄作劳，故能形与神俱，而尽终其天年，度百岁乃去。

今时之人不然也，以酒为浆，以妄为常，醉以入房，以欲竭其精，以耗散其真。不知持满，不时御神，务快其心，逆于生乐，起居无节，故半百而衰也。

夫上古圣人之教下也，皆谓之虚邪贼风，避之有时，恬惔虚无[③]，真气从之，精神内守，病安从来。

是以志闲而少欲，心安而不惧，形劳而不倦，气从以顺，各从其欲，皆得所愿。

故美其食，任其服，乐其俗，高下不相慕，其民故曰朴。

是以嗜欲不能劳其目，淫邪不能惑其心，愚智贤不肖，不惧于物，故合于道。

所以能年皆度百岁而动作不衰者，以其德全不危也。

帝曰：人年老而无子者，材力尽邪？将天数然也？

岐伯曰：女子七岁，肾气盛，齿更发长。

二七而天癸[④]至，任脉通，太冲脉盛，月事以时下，故有子。

三七，肾气平均，故真牙生而长极。

四七，筋骨坚，发长极，身体盛壮。

五七，阳明脉衰，面始焦，发始堕。

六七，三阳脉衰于上，面皆焦，发始白。

七七，任脉虚，太冲脉衰少，天癸竭，地道不通，故形坏而无子也。

丈夫八岁，肾气实，发长齿更。

二八，肾气盛，天癸至，精气溢泻，阴阳和，故能有子。

三八，肾气平均，筋骨劲强，故真牙生而长极。

四八，筋骨隆盛，肌肉满壮。

五八，肾气衰，发堕齿槁。

六八，阳气衰竭于上，面焦，发鬓颁白。

七八，肝气衰，筋不能动。

八八，天癸竭，精少，肾脏衰，则齿发去，形体皆极。

肾主水，受五脏六腑之精而藏之，故五脏盛，乃能泻。

今五脏皆衰，筋骨解堕，天癸尽矣，故发鬓白，身体重，行步不正，而无子耳。

帝曰：有其年已老而有子者，何也？

岐伯曰：此其天寿过度，气脉常通，而肾气有余也。此虽有子，男不过尽八八，女不过尽七七，而天地之精气皆竭矣。

帝曰：夫道者，年皆百数，能有子乎？

岐伯曰：夫道者能却老而全形，身年虽寿，能生子也。

黄帝曰：余闻上古有真人者，提挈天地⑤，把握阴阳，呼吸精气，独立守神，肌肉若一，故能寿敝天地，无有终时，此其道生。

中古之时，有至人者，淳德全道，和于阴阳，调于四时，去世离俗，积精全神，游行天地之间，视听八达之外，此盖益其寿命而强者也，亦归于真人。

其次有圣人者，处天地之和，从八风之理，适嗜欲于世俗之

间，无恚嗔[6]之心，行不欲离于世，被服章，举不欲观于俗，外不劳形于事，内无思想之患，以恬愉为务，以自得为功，形体不敝，精神不散，亦可以百数。

其次有贤人者，法则天地，象似日月，辩列星辰，逆从阴阳。分别四时，将从上古合同于道，亦可使益寿而有极时。

注释

①天师：黄帝对岐伯的尊称。

②和于术数：指用合适的养生方法来调和身体。

③恬惔虚无：恬惔，指清闲安静；虚无，指心无杂念。恬惔虚无，指内心清闲安静而没有任何杂念。

④天癸：指先天藏于肾精之中，促进生殖功能发育成熟的物质。

⑤提挈天地：指能够掌握自然变化的规律。

⑥恚嗔：恚，指发怒，怨恨；嗔，指责怪，埋怨。泛指愤怒、怨恨等意念。

四气调神大论篇

原文

春三月，此谓发陈[1]。天地俱生，万物以荣。夜卧早起，广步于庭，被发缓形，以使志生，生而勿杀，予而勿夺，赏而勿罚，此春气之应，养生之道也；逆之则伤肝，夏为寒变，奉长者少。

夏三月，此谓蕃秀[2]。天地气交，万物华实。夜卧早起，无厌于日，使志无怒，使华英成秀，使气得泄，若所爱在外，此夏气之应，养长之道也；逆之则伤心，秋为痎疟，奉收者少，冬至重病。

秋三月，此谓容平。天气以急，地气以明。早卧早起，与鸡俱兴，使志安宁，以缓秋刑，收敛神气，使秋气平，无外其志，

使肺气清，此秋气之应，养收之道也；逆之则伤肺，冬为飧泄[③]，奉藏者少。

冬三月，此谓闭藏。水冰地坼，无扰乎阳。早卧晚起，必待日光，使志若伏若匿，若有私意，若已有得，去寒就温，无泄皮肤，使气亟夺。此冬气之应，养藏之道也；逆之则伤肾，春为痿厥，奉生者少。

天气，清净光明者也，藏德[④]不止，故不下也。

天明则日月不明，邪害空窍。

阳气者闭塞，地气者冒明，云雾不精，则上应白露不下。

交通不表，万物命故不施，不施则名木多死。

恶气不发，风雨不节，白露不下，则菀槁不荣。

贼风数至，暴雨数起，天地四时不相保，与道相失，则未央绝灭[⑤]。

唯圣人从之，故身无奇病，万物不失，生气不竭。

逆春气则少阳不生，肝气内变。

逆夏气则太阳不长，心气内洞。

逆秋气则太阴不收，肺气焦满。

逆冬气则少阴不藏，肾气独沉。

夫四时阴阳者，万物之根本也。所以圣人春夏养阳，秋冬养阴，以从其根；故与万物沉浮于生长之门。逆其根则伐其本，坏其真矣。

故阴阳四时者，万物之终始也；死生之本也；逆之则灾害生，从之则苛疾不起，是谓得道。

道者，圣人行之，愚者佩之。从阴阳则生，逆之则死；从之则治，逆之则乱。反顺为逆，是谓内格。

是故圣人不治已病治未病，不治已乱治未乱，此之谓也。夫病已成而后药之，乱已成而后治之，譬犹渴而穿井，斗而铸锥[⑥]，不亦晚乎？

注释

①发陈：即推陈出新。

②蕃秀：蕃，即繁茂、茂盛；秀，即秀丽。蕃秀，即繁茂秀丽。

③飧泄：消化不良而导致泄泻的一种疾病。

④藏德：藏，即隐藏，使不外露；德，这里指自然界中促进生化作用的力量。

⑤未央绝灭：即生命未到寿命的一半就死了。

⑥锥：泛指兵器。

生气通天论篇

原文

黄帝曰：夫自古通天者，生之本，本于阴阳。

天地之间，六合之内[①]，其气九州、九窍[②]、五脏、十二节，皆通乎天气。

其生五，其气三，数犯此者，则邪气伤人，此寿命之本也。

苍天之气，清净则志意治，顺之则阳气固，虽有贼邪，弗能害也，此因时之序。

故圣人传精神，服天气而通神明。失之则内闭九窍，外壅肌肉，卫气散解，此谓自伤，气之削也。

阳气者，若天与日，失其所，则折寿而不彰。故天运当以日光明。是故阳因而上，卫外者也。

因于寒，欲如运枢，起居如惊，神气乃浮。

因于暑，汗，烦则喘喝，静则多言，体若燔炭，汗出而散。

因于湿，首如裹，湿热不攘，大筋緛短，小筋弛长[③]。緛短为拘，弛长为痿。

因于气，为肿，四维相代，阳气乃竭。

阳气者，烦劳则张，精绝，辟积[④]于夏，使人煎厥；目盲不

可以视，耳闭不可以听，溃溃乎若坏都，汩汩乎不可止。

阳气者，大怒则形气绝，而血菀于上，使人薄厥[5]。

有伤于筋，纵，其若不容。

汗出偏沮，使人偏枯。

汗出见湿，乃生痤疿[6]。

高梁之变，足生大丁，受如持虚。

劳汗当风，寒薄为皶，郁乃痤。

阳气者，精则养神，柔则养筋。

开阖不得，寒气从之，乃生大偻。

陷脉为瘘，留连肉腠，俞气化薄，传为善畏，及为惊骇。

营气不从，逆于肉理，乃生痈肿。

魄汗未尽，形弱而气烁，穴俞以闭，发为风疟。

故风者，百病之始也，清静则肉腠闭拒，虽有大风苛毒，弗之能害，此因时之序也。

故病久则传化，上下不并，良医弗为。

故阳畜积病死，而阳气当隔。隔者当泻，不亟正治，粗乃败之。

故阳气者，一日而主外。平旦[7]人气生，日中而阳气隆，日西而阳气已虚，气门乃闭。

是故暮而收拒，无扰筋骨，无见雾露，反此三时，形乃困薄。

岐伯曰：阴者，藏精而起亟也；阳者，卫外而为固也。

阴不胜其阳，则脉流薄疾，并乃狂。阳不胜其阴，则五脏气争，九窍不通。

是以圣人陈阴阳，筋脉和同，骨髓坚固，气血皆从。如是则内外调和，邪不能害，耳目聪明，气立如故。

风客淫气，精乃亡，邪伤肝也。

因而饱食，筋脉横解，肠澼为痔。

因而大饮，则气逆。

因而强力，肾气乃伤，高骨乃坏。

凡阴阳之要，阳密乃固，两者不和，若春无秋，若冬无夏。因而和之，是谓圣度。

故阳强不能密，阴气乃绝。

阴平阳秘，精神乃治；阴阳离决，精气乃绝。

因于露风，乃生寒热。

是以春伤于风，邪气留连，乃为洞泄⑧。

夏伤于暑，秋为痎疟。

秋伤于湿，上逆而咳，发为痿厥。

冬伤于寒，春必温病。

四时之气，更伤五脏。

阴之所生，本在五味；阴之五宫，伤在五味⑨。

是故味过于酸，肝气以津，脾气乃绝。

味过于咸，大骨气劳，短肌，心气抑。

味过于甘，心气喘满，色黑，肾气不衡。

味过于苦，脾气不濡，胃气乃厚。

味过于辛，筋脉沮弛，精神乃央。

是故谨和五味，骨正筋柔，气血以流，腠理以密，如是则骨气以精。谨道如法，长有天命。

注释

①六合之内：六合，即东西南北四方及上下。六合之内，代指天地之间。

②九州、九窍：九州，古代把中国分为冀、兖、徐、青、扬、豫、荆、梁、雍九个区域，简称九州；九窍，指眼、耳、口、鼻及二阴。

③弛长：弛缓不收之意。

④辟积：辟，通"襞"，指折叠衣裙。辟积指衣裙上的褶子，这里是累积的意思。

⑤薄厥：一种因情绪激动、阳气亢奋，使气血上逆郁积于头

部而突然发生昏厥的疾病。

⑥痤疿：痤，一种小疖，皮肤病的一种；疿，即汗疹。

⑦平旦：旦即日出天明。平旦，即太阳刚刚升起的时候。

⑧洞泄：指泄泻非常剧烈，如空洞无底。

⑨阴之五宫，伤在五味：阴之五宫，指五脏，是阴精所藏之所。五味本能养五脏，但如果五味太过，反而会损伤五脏。

金匮真言论篇

原文

黄帝问曰：天有八风[①]，经有五风，何谓？

岐伯对曰：八风发邪，以为经风，触五脏，邪气发病。

所谓得四时之胜者，春胜长夏，长夏胜冬，冬胜夏，夏胜秋，秋胜春，所谓四时之胜也。

东风生于春，病在肝，俞在颈项；南风生于夏，病在心，俞在胸胁；西风生于秋，病在肺，俞在肩背；北风生于冬，病在肾，俞在腰股；中央为土，病在脾，俞在脊。

故春气者，病在头；夏气者，病在脏；秋气者，病在肩背；冬气者，病在四肢。

故春善病鼽衄[②]，仲夏善病胸胁，长夏善病洞泄寒中，秋善病风疟，冬善病痹厥。

故冬不按跷，春不鼽衄；春不病颈项，仲夏不病胸胁；长夏不病洞泄寒中，秋不病风疟，冬不病痹厥，飧泄而汗出也。

夫精者，身之本也。故藏于精者，春不病温。夏暑汗不出者，秋成风疟，此平人脉法也。

故曰：阴中有阴，阳中有阳。平旦至日中，天之阳，阳中之阳也；日中至黄昏，天之阳，阳中之阴也；合夜至鸡鸣，天之阴，阴中之阴也；鸡鸣至平旦，天之阴，阴中之阳也。故人亦应之。

夫言人之阴阳，则外为阳，内为阴。言人身之阴阳，则背为

阳，腹为阴。言人身之脏腑中阴阳，则脏者为阴，腑者为阳。肝、心、脾、肺、肾，五脏皆为阴，胆、胃、大肠、小肠、膀胱、三焦，六腑皆为阳。

所以欲知阴中之阴、阳中之阳者，何也？为冬病在阴[③]，夏病在阳[④]，春病在阴[⑤]，秋病在阳[⑥]，皆视其所在，为施针石也。

故背为阳，阳中之阳，心也；背为阳，阳中之阴，肺也；腹为阴，阴中之阴，肾也；腹为阴，阴中之阳，肝也；腹为阴，阴中之至阴，脾也。

此皆阴阳表里，内外雌雄，相输应也。故以应天之阴阳也。

帝曰：五脏应四时，各有收受乎？

岐伯曰：有。

东方青色，入通于肝，开窍于目，藏精于肝。其病发惊骇，其味酸，其类草木，其畜鸡，其谷麦，其应四时，上为岁星[⑦]，是以春气在头也。其音角，其数八，是以知病之在筋也，其臭臊。

南方赤色，入通于心，开窍于耳，藏精于心，故病在五脏。其味苦，其类火，其畜羊，其谷黍，其应四时，上为荧惑星[⑧]。是以知病之在脉也。其音徵，其数七，其臭焦。

中央黄色，入通于脾，开窍于口，藏精于脾，故病在舌本。其味甘，其类土，其畜牛，其谷稷，其应四时，上为镇星[⑨]。是以知病之在肉也。其音宫，其数五，其臭香。

西方白色，入通于肺，开窍于鼻，藏精于肺，故病在背。其味辛，其类金，其畜马，其谷稻，其应四时，上为太白星[⑩]。是以知病之在皮毛也。其音商，其数九，其臭腥。

北方黑色，入通于肾，开窍于二阴，藏精于肾，故病在谿。其味咸，其类水，其畜彘，其谷豆，其应四时，上为辰星[⑪]。是以知病之在骨也。其音羽，其数六，其臭腐。

故善为脉者，谨察五脏六腑，一逆一从，阴阳、表里、雌雄之纪，藏之心意，合心于精，非其人勿教，非其真勿授，是谓

得道。

注释

①天有八风：八风，指来自东、西、南、北、东南、西南、东北、西北八方之风。天有八风，指自然界中有来自八方不正之邪气。

②鼽衄：鼽，指鼻流清涕；衄，指鼻出血。

③冬病在阴：肾五行属水，为阴脏，又居于下焦，为阴中之阴。冬病多在肾，所以说冬病在阴。

④夏病在阳：心五行属火，为阳脏，又居于上焦，为阳中之阳。夏病多在心，所以说夏病在阳。

⑤春病在阴：肝五行属木，为阴脏，体阴而用阳，又居于下焦，为阴中之阳。春病多在肝，所以说春病在阴。

⑥秋病在阳：肺五行属金，为阴脏，又居于上焦，为阳中之阴。秋病多在肺，所以说秋病在阳。

⑦岁星：即木星，五行属木。

⑧荧惑星：即火星，五行属火。

⑨镇星：即土星，五行属土。

⑩太白星：即金星，五行属金。

⑪辰星：即水星，五行属水。

阴阳应象大论篇

原文

黄帝曰：阴阳者，天地之道[①]也，万物之纲纪，变化之父母[②]，生杀之本始[③]，神明之府[④]也，治病必求于本。故积阳为天，积阴为地。阴静阳躁，阳生阴长，阳杀阴藏。阳化气，阴成形。寒极生热，热极生寒。寒气生浊，热气生清。清气在下，则生飧泄。浊气在上，则生䐜胀。此阴阳反作，病之逆从也。

故清阳为天，浊阴为地；地气上为云，天气下为雨，雨出地

气，云出天气。故清阳出上窍，浊阴出下窍；清阳发腠理，浊阴走五脏；清阳实四支[5]，浊阴归六腑。

水为阴，火为阳。阳为气，阴为味。味归形，形归气，气归精，精归化。精食气，形食味，化生精，气生形。味伤形，气伤精，精化为气，气伤于味。

阴味出下窍，阳气出上窍。味厚者为阴，薄为阴之阳。气厚者为阳，薄为阳之阴。味厚则泄，薄则通。气薄则发泄，厚则发热。壮火之气衰，少火之气壮。壮火食气，气食少火。壮火散气，少火生气。气味，辛甘发散为阳，酸苦涌泄为阴。

阴胜则阳病，阳胜则阴病。阳胜则热，阴胜则寒，重寒则热，重热则寒。寒伤形，热伤气。气伤痛，形伤肿。故先痛而后肿者，气伤形也。先肿而后痛者，形伤气也。风胜则动[6]，热胜则肿，燥胜则干，寒胜则浮[7]，湿胜则濡泻[8]。天有四时五行，以生长收藏，以生寒暑燥湿风，人有五脏化五气，以生喜怒悲忧恐。故喜怒伤气，寒暑伤形，暴怒伤阴，暴喜伤阳。厥气[9]上行，满脉去形。喜怒不节，寒暑过度，生乃不固。故重阴必阳，重阳必阴。故曰：冬伤于寒，春必温病。春伤于风，夏生飧泄。夏伤于暑，秋必痎疟。秋伤于湿，冬生咳嗽。

帝曰：余闻上古圣人，论理人形，列别脏腑，端络经脉，会通六合[10]，各从其经，气穴[11]所发，各有处名，谿谷属骨[12]，皆有所起，分部逆从，各有条理，四时阴阳，尽有经纪[13]，外内之应，皆有表里，其信然乎？

岐伯对曰：东方生风，风生木，木生酸，酸生肝，肝生筋，筋生心，肝主目。其在天为玄[14]，在人为道，在地为化。化生五味，道生智，玄生神。神在天为风，在地为木，在体为筋，在脏为肝，在色为苍，在音为角，在声为呼，在变动为握[15]，在窍为目，在味为酸，在志为怒。怒伤肝，悲胜怒，风伤筋，燥胜风，酸伤筋，辛胜酸。

南方生热，热生火，火生苦，苦生心，心生血，血生脾，心

主舌。其在天为热，在地为火，在体为脉，在脏为心，在色为赤，在音为徵，在声为笑，在变动为忧，在窍为舌，在味为苦，在志为喜。喜伤心，恐胜喜，热伤气，寒胜热，苦伤气，咸胜苦。

中央生湿，湿生土，土生甘，甘生脾，脾生肉，肉生肺，脾主口。其在天为湿，在地为土，在体为肉，在脏为脾，在色为黄，在音为宫，在声为歌，在变动为哕[16]，在窍为口，在味为甘，在志为思。思伤脾，怒胜思，湿伤肉，风胜湿，甘伤肉，酸胜甘。

西方生燥，燥生金，金生辛，辛生肺，肺生皮毛，皮毛生肾，肺主鼻。其在天为燥，在地为金，在体为皮毛，在脏为肺，在色为白，在音为商，在声为哭，在变动为咳，在窍为鼻，在味为辛，在志为忧。忧伤肺，喜胜忧；热伤皮毛，寒胜热；辛伤皮毛，苦胜辛。

北方生寒，寒生水，水生咸，咸生肾，肾生骨髓，髓生肝，肾主耳。其在天为寒，在地为水，在体为骨，在脏为肾，在色为黑，在音为羽，在声为呻，在变动为栗，在窍为耳，在味为咸，在志为恐。恐伤肾，思胜恐，寒伤血，燥胜寒，咸伤血，甘胜咸。

故曰：天地者，万物之上下也；阴阳者，血气之男女也；左右者，阴阳之道路也[17]；水火者，阴阳之征兆也；阴阳者，万物之能始[18]也。故曰：阴在内，阳之守也；阳在外，阴之使也。

帝曰：法阴阳奈何？

岐伯曰：阳胜则身热，腠理闭，喘粗为之俯仰[19]，汗不出而热，齿干以烦冤[20]，腹满死，能冬不能夏。阴胜则身寒，汗出，身常清，数栗而寒，寒则厥，厥则腹满死，能夏不能冬。此阴阳更胜之变，病之形能也。

帝曰：调此二者奈何？

岐伯曰：能知七损八益，则二者可调；不知用此，则早衰之

节也。年四十而阴气自半也，起居衰矣。年五十，体重，耳目不聪明矣。年六十，阴痿，气大衰，九窍不利，下虚上实，涕泣俱出矣。故曰：知之则强，不知则老，故同出而名异耳。智者察同，愚者察异，愚者不足，智者有余，有余则耳目聪明，身体轻强，老者复壮，壮者益治。是以圣人为无为之事，乐恬惔之能，从欲快志于虚无之守，故寿命无穷，与天地终，此圣人之治身也。

天不足西北，故西北方阴也，而人右耳目不如左明也。地不满东南，故东南方阳也，而人左手足不如右强也。

帝曰：何以然？岐伯曰：东方阳也，阳者其精并于上，并于上则上明而下虚，故使耳目聪明而手足不便也。西方阴也，阴者其精并于下，并于下则下盛而上虚，故其耳目不聪明而手足便也。故俱感于邪，其在上则右甚，在下则左甚，此天地阴阳所不能全也，故邪居之。

故天有精，地有形，天有八纪[21]，地有五里，故能为万物之父母。清阳上天，浊阴归地，是故天地之动静，神明为之纲纪，故能以生长收藏，终而复始。惟贤人上配天以养头，下象地以养足，中傍[22]人事以养五脏。天气通于肺，地气通于嗌，风气通于肝，雷气通于心，谷气通于脾，雨气通于肾。六经为川，肠胃为海，九窍为水注之气。以天地为之阴阳，阳之汗，以天地之雨名之；阳之气，以天地之疾风名之。暴气象雷，逆气象阳，故治不法天之纪，不用地之理，则灾害至矣。

故邪风之至，疾如风雨，故善治者治皮毛，其次治肌肤，其次治筋脉，其次治六腑，其次治五脏。治五脏者，半死半生也。故天之邪气，感则害人五脏；水谷之寒热，感则害于六腑；地之湿气，感则害皮肉筋脉。

故善用针者，从阴引阳，从阳引阴，以右治左，以左治右，以我知彼，以表知里，以观过与不及之理，见微得过[23]，用之不殆。

善诊者察色按脉，先别阴阳。审清浊，而知部分；视喘息，听音声，而知所苦；观权衡规矩[24]，而知病所主；按尺寸，观浮沉滑涩，而知病所生。以治无过，以诊则不失矣。

故曰：病之始起也，可刺而已；其盛，可待衰而已。故因其轻而扬之，因其重而减之，因其衰而彰之。形不足者，温之以气；精不足者，补之以味。其高者，因而越之；其下者，引而竭之；中满者，泻之于内；其有邪者，渍形以为汗；其在皮者，汗而发之；其慓悍者，按而收之；其实者，散而泻之。审其阴阳，以别柔刚，阳病治阴，阴病治阳，定其血气，各守其乡。血实宜决之，气虚宜掣引之。

注释

①道：即法则、规律。

②父母：这里是根源、起源的意思。

③生杀之本始：生，指生长；杀，指消亡。生杀之本始，就是自然界万物生长和消亡的根本动力。

④神明之府：神，变化玄妙，不能预测；明，指事物昭著清楚；府，物质积聚的地方。说阴阳是神明之府，就是说宇宙万物变化极其玄妙，有的显而易见，有的隐匿莫测，都源于阴阳。

⑤清阳实四支：支，通“肢”；清阳，指在外的清净的阳气。四肢主外动，所以清阳充实四肢。

⑥风胜则动：动，即动摇，这里指痉挛、抽搐及眩晕一类的症状。风性善行，所以风胜则动。风胜则动就是说风邪偏胜就会出现痉挛、抽搐及眩晕这一类的症状。

⑦浮：即浮肿。

⑧濡泻：指腹泻黏腻之病。

⑨厥气：指厥逆不顺之气。

⑩会通六合：会通，即交会贯通；六合，指十二经脉相互配合成六对。

⑪气穴：经气所汇集的部位，即穴位。

⑫谿谷属骨：谿谷，指肌肉会聚处肌腱形成的凹陷，“肉之小会为谿，肉之大会为谷”；属骨指与谿谷相连的骨节。

⑬经纪：同“纲纪”，此处作规律讲。

⑭玄：指自然界深远微妙的化生力量。

⑮握：指抽搐握拳，是肝主筋病变时的表现。

⑯哕：即干呕。

⑰左右者，阴阳之道路也：阴右行，阳左行，阳从左升，阴从右降，所以说左右是阴阳运行的道路。

⑱能始：能，通“胎”。能始，本始、根源的意思。

⑲喘粗为之俯仰：喘粗，即呼吸困难。喘粗为之俯仰，意思就是因呼吸困难而前俯后仰。

⑳烦冤：即心胸烦乱之意。

㉑八纪：春分、秋分、夏至、冬至、立春、立夏、立秋、立冬八个节气合称八纪。

㉒傍：即依靠，这里意思是效法、按照。

㉓见微得过：微，指病初发之征兆；过，指疾病所在。见微得过，就是能及早正确认识疾病的轻重程度的意思。

㉔权衡规矩：权，古代的秤砣，有下沉的意象；衡，古代的秤杆，有平衡的意象；规，画圆的仪器，有圆润的意象；矩，画方形的工具，有平盛的意象。权衡规矩又来借代四时的四种脉象。

灵兰秘典论篇

原文

黄帝问曰：愿闻十二脏之相使，贵贱何如？岐伯对曰：悉乎哉问也！请遂言之。心者，君主之官也，神明出焉。肺者，相傅之官，治节出焉。肝者，将军之官，谋虑出焉。胆者，中正之官，决断出焉。膻中者，臣使之官，喜乐出焉。脾胃者，仓廪[①]

之官，五味出焉。大肠者，传道之官，变化出焉。小肠者，受盛之官，化物出焉。肾者，作强之官，伎巧出焉。三焦者，决渎之官，水道出焉。膀胱者，州都[②]之官，津液藏焉，气化则能出矣。凡此十二官者，不得相失也。

故主明则下安，以此养生则寿，殁世不殆，以为天下则大昌。主不明则十二官危，使道闭塞而不通，形乃大伤，以此养生则殃，以为天下者，其宗大危，戒之戒之！

至道在微，变化无穷，孰知其原？窘乎哉！消者瞿瞿[③]，孰知其要？闵闵之当[④]，孰者为良？恍惚之数，生于毫厘，毫厘之数，起于度量，千之万之，可以益大，推之大之，其形乃制。

黄帝曰：善哉！余闻精光之道，大圣之业。而宣明大道，非斋戒择吉日不敢受也。黄帝乃择吉日良兆，而藏灵兰之室，以传保焉。

注释

①仓廪：贮藏粮食的仓库。

②州都：州，通“洲”，指水中的陆地；都，通“渚”，指水所汇集之处。州都，即水陆汇集之处。

③消者瞿瞿：消，通“肖”；消者，指道理精微；瞿瞿，指不易审察。

④闵闵之当：闵闵，深远的意思；当，事理妥当、合适的意思。闵闵之当，就是道理深远而且合宜的意思。

五脏别论篇

原文

黄帝问曰：余闻方士[①]，或以脑髓为脏，或以肠胃为脏，或以为腑。敢问更相反，皆自谓是，不知其道，愿闻其说。

岐伯对曰：脑、髓、骨、脉、胆、女子胞，此六者，地气之所生也，皆藏于阴而象于地，故藏而不泻，名曰奇恒之腑[②]。

夫胃、大肠、小肠、三焦、膀胱，此五者天气之所生也，其气象天，故泻而不藏。此受五脏浊气，名曰传化之腑，此不能久留，输泻者也。

魄门[3]亦为五脏使，水谷不得久藏。

所谓五脏者，藏精气而不泻也，故满而不能实。

六腑者，传化物而不藏，故实而不能满也。所以然者，水谷入口则胃实而肠虚，食下则肠实而胃虚。

故曰实而不满，满而不实也。

帝曰：气口[4]何以独为五脏主？岐伯说：胃者，水谷之海，六腑之大源也。五味入口，藏于胃以养五脏气，气口亦太阴也，是以五脏六腑之气味，皆出于胃，变见于气口。故五气入鼻，藏于心肺，心肺有病，而鼻为之不利也。

凡治病必察其下，适其脉，观其志意，与其病也。

拘于鬼神者，不可与言至德[5]；恶于针石者，不可与言至巧。病不许治者，病必不治，治之无功矣。

注释

①方士：古代懂得方术的人，这里指医生。

②奇恒之腑：奇，即不同；恒，即平常。奇恒之腑，即异于平常之脏腑。

③魄门：魄，通“粕”。魄门，指肛门。

④气口：指手腕横纹外侧桡动脉搏动处，是诊脉的常用部位。

⑤至德：至，至高无上；德，指医疗理论。

脉要精微论篇

原文

黄帝问曰：诊法何如？岐伯对曰：诊法常以平旦，阴气未动，阳气未散，饮食未进，经脉未盛，络脉调匀，气血未乱，故

乃可诊有过之脉[①]。

切脉动静而视精明，察五色，观五脏有余不足，六腑强弱，形之盛衰，以此参伍，决死生之分。

夫脉者血之府也。长则气治，短则气病，数则烦心，大则病进。

上盛则气高，下盛则气胀，代则气衰，细则气少，涩则心痛。

浑浑[②]革至如涌泉，病进而色弊；绵绵其去如弦绝，死。

夫精明五色者，气之华也。赤欲如白[③]裹朱，不欲如赭；白欲如鹅羽，不欲如盐；青欲如苍璧之泽，不欲如蓝；黄欲如罗裹雄黄，不欲如黄土；黑欲如重漆色，不欲如地苍。五色精微象见矣，其寿不久也。

夫精明者，所以视万物，别白黑，审短长。以长为短，以白为黑，如是则精衰矣。

五脏者中之守也。中盛脏满[④]，气盛伤恐者，声如从室中言，是中气之湿也。言而微，终日乃复言者，此夺气也。衣被不敛，言语善恶，不避亲疏者，此神明之乱也。仓廪不藏者，是门户不要也；水泉不止者，是膀胱不藏也。得守者生，失守者死。

夫五脏者身之强也。头者精明之府，头倾视深，精神将夺矣。背者胸中之府，背曲肩随，府将坏矣。腰者肾之府，转摇不能，肾将惫矣。膝者筋之府，屈伸不能，行则偻附，筋将惫矣。骨者髓之府，不能久立，行则振掉，骨将惫矣。得强则生，失强则死。

岐伯曰：反四时者，有余为精[⑤]，不足为消。应太过不足为精，应不足有余为消。阴阳不相应，病名曰关格。

帝曰：脉其四时动奈何？知病之所在奈何？知病之所变奈何？知病乍在内奈何？知病乍在外奈何？请问此五者，可得闻乎？

岐伯曰：请言其与天运转大也。万物之外，六合之内，天地

之变，阴阳之应。彼春之暖，为夏之暑；彼秋之忿[6]，为冬之怒；四变之动，脉与之上下。以春应中规，夏应中矩[7]，秋应中衡，冬应中权。

是故冬至四十五日，阳气微上，阴气微下；夏至四十五日，阴气微上，阳气微下。阴阳有时，与脉为期，期而相失，知脉所分。分之有期，故知死时。微妙在脉，不可不察，察之有纪，从阴阳始，始之有经，从五行生，生之有度，四时为宜。补泻勿失，与天地如一，得一之情，以知死生。

是故声合五音，色合五行，脉合阴阳。

是知阴盛则梦涉大水恐惧，阳盛则梦大火燔灼。

阴阳俱盛，则梦相杀毁伤。

上盛则梦飞，下盛则梦堕，甚饱则梦予，甚饥则梦取；肝气盛则梦怒，肺气盛则梦哭。

短虫多则梦聚众，长虫多则梦相击毁伤。

是故持脉有道，虚静为保。春日浮，如鱼之游在波；夏日在肤，泛泛乎万物有余；秋日下肤，蛰虫将去；冬日在骨，蛰虫周密，君子居室。故曰：知内者按而纪之，知外者终而始之。此六者持脉之大法也。

心脉搏坚而长，当病舌卷不能言；其软而散者，当消环自已。

肺脉搏坚而长，当病唾血；其软而散者，当病灌汗，至今不复散发也。

肝脉搏坚而长，色不青，当病坠若搏，因血在胁下，令人喘逆；其软而散色泽者，当病溢饮，溢饮者，渴暴多饮，而易入肌皮肠胃之外也。

胃脉搏坚而长，其色赤，当病折髀[8]；其软而散者，当病食痹。

脾脉搏坚而长，其色黄，当病少气；其软而散色不泽者，当病足骱肿，若水状也。

肾脉搏坚而长，其色黄而赤者，当病折腰；其软而散者，当病少血，至令不复也。

帝曰：诊得心脉而急，此为何病？病形何如？岐伯曰：病名心疝[9]，少腹当有形也。帝曰：何以言之？岐伯曰：心为牡脏，小肠为之使，故曰少腹当有形也。

帝曰：诊得胃脉，病形何如？岐伯曰：胃脉实则胀，虚则泄。

帝曰：病成而变何谓？岐伯曰：风成为寒热，瘅成为消中，厥成为巅疾，久风为飧泄，脉风成为疠。病之变化，不可胜数。

帝曰：诸痈肿筋挛骨痛[10]，此皆安生？岐伯曰：此寒气之肿，八风之变也。帝曰：治之奈何？岐伯曰：此四时之病，以其胜治之愈也。

帝曰：有故病五脏发动，因伤脉色，各何以知其久暴至之病乎？岐伯曰：悉乎哉问也！征其脉小色不夺[11]者，新病也；征其脉不夺其色夺者，此久病也；征其脉与五色俱夺者，此久病也；征其脉与五色俱不夺者，新病也。肝与肾脉并至，其色苍赤，当病毁伤不见血；已见血，湿若中水也。

尺内两傍则季胁也，尺外以候肾，尺里以候腹。中附上，左外以候肝，内以候鬲；右外以候胃，内以候脾。上附上，右外以候肺，内以候胸中，左外以候心，内以候膻中。前以候前，后以候后。上竟上者，胸喉中事也。下竟下者，少腹腰股膝胫足中事也。

粗大者，阴不足阳有余，为热中也。来疾去徐，上实下虚，为厥巅疾。来徐去疾，上虚下实，为恶风也。故中恶风者，阳气受也。

有脉俱沉细数者，少阴厥也；沉细数散者，寒热也；浮而散者为眴仆[12]。诸浮不躁者，皆在阳，则为热；其有躁者在手。诸细而沉者，皆在阴，则为骨痛；其有静者在足。数动一代者，病在阳之脉也，泄及便脓血。

诸过者切之，涩者阳气有余也，滑者阴气有余也；阳气有余为身热无汗，阴气有余为多汗身寒，阴阳有余则无汗而寒。

推而外之，内而不外，有心腹积也。推而内之，外而不内，身有热也。推而上之，上而不下，腰足清也。推而下之，下而不上，头项痛也。按之至骨，脉气少者，腰脊痛而身有痹也。

注释

①有过之脉：即有病之脉。

②浑浑：滚滚之义，指脉象混乱。

③白：通“帛”，是丝织品的总称。

④中盛脏满：中，指腹部；中盛，指腹中邪气壅盛；脏满，指脏气壅满。

⑤有余为精：有余，指邪气有余。有余为精，指邪气有余而损耗精气。

⑥忿：比喻秋气劲急。

⑦矩：比喻脉象方正而盛。

⑧折髀：髀，指大腿部。折髀，形容大腿疼痛如折。

⑨心疝：病名，因寒邪侵犯心经，心与小肠相表里，心经不受邪传至小肠而引起，以腹痛、下腹部有肿块突起为主要症状。

⑩痈肿筋挛骨痛：痈肿，指疮疡之类的疾病；筋挛，即筋脉拘挛；骨痛，指骨节疼痛。

⑪夺：失，失于常态的意思。

⑫眴仆：眴，音同“眩”。眴仆，即眩晕昏仆倒地之类的疾病。

玉机真脏论篇

原文

黄帝问曰：春脉如弦，何如而弦？岐伯对曰：春脉者，肝也，东方木也，万物之所以始生也。故其气来，软弱轻虚

而滑，端直以长，故曰弦，反此者病。帝曰：何如而反？岐伯曰：其气来实而强，此谓太过，病在外。其气来不实而微，此谓不及，病在中。帝曰：春脉太过与不及，其病皆何如？岐伯曰：太过则令人善忘，忽忽眩冒而巅疾[①]；其不及，则令人胸痛引背，下则两胁两胠满。帝曰：善。夏脉如钩，何如而钩？岐伯曰：夏脉者心也，南方火也，万物之所以盛长也，故其气来盛去衰，故曰钩，反此者病。帝曰：何如而反？岐伯曰：其气来盛去亦盛，此谓太过，病在外；其气来不盛，去反盛，此谓不及，病在中。帝曰：夏脉太过与不及，其病皆何如？岐伯曰：太过则令人身热而肤痛，为浸淫[②]；其不及则令人烦心，上见咳唾，下为气泄。

帝曰：善。秋脉如浮，何如而浮？岐伯曰：秋脉者，肺也，西方金也，万物之所以收成也。故其气来轻虚以浮，来急去散，故曰浮，反此者病。帝曰：何如而反？岐伯曰：其气来毛而中央坚，两傍虚，此谓太过，病在外；其气来毛而微，此谓不及，病在中。帝曰：秋脉太过与不及，其病皆何如？岐伯曰：太过则令人逆气而背痛，愠愠然；其不及则令人喘，呼吸少气而咳，上气见血，下闻病音。

帝曰：善。冬脉如营[③]，何如而营？岐伯曰：冬脉者，肾也，北方水也，万物之所以合脏也。故其气来沉以搏，故曰营，反此者病。帝曰：何如而反？岐伯曰：其气来如弹石者，此谓太过，病在外；其去如数者，此谓不及，病在中。帝曰：冬脉太过与不及，其病皆何如？岐伯曰：太过则令人解㑊，脊脉痛而少气，不欲言；其不及则令人心悬如病饥，㿉中清[④]，脊中痛，少腹满，小便变。帝曰：善。

帝曰：四时之序，逆从之变异也，然脾脉独何主？岐伯曰：脾脉者，土也，孤脏，以灌四傍者也。帝曰：然而脾善恶可得见之乎？岐伯曰：善者不可得见，恶者可见。帝曰：恶者何如可见？岐伯曰：其来如水之流者，此谓太过，病在外；如鸟之喙者，此谓不及，病在中。帝曰：夫子言脾为孤脏，中央土以灌四傍，其太过与不及，其病皆何如？岐伯曰：太过则令人四支不举，其不及则令人九窍不通，名曰重强。

帝瞿然[⑤]而起，再拜而稽首曰：善。吾得脉之大要，天下至数，五色脉变，揆度奇恒，道在于一，神转不回，回则不转，乃失其机，至数之要，迫近以微，著之玉版，藏之藏府，每旦读之，名曰玉机。

五脏受气于其所生，传之于其所胜，气舍于其所生，死于其所不胜。病之且死，必先传行至其所不胜，病乃死。此言气之逆行也，故死。肝受气于心，传之于脾，气舍于肾，至肺而死。心受气于脾，传之于肺，气舍于肝，至肾而死。脾受气于肺，传之于肾，气舍于心，至肝而死。肺受气于肾，传之于肝，气舍于脾，至心而死。肾受气于肝，传之于心，气舍于肺，至脾而死。此皆逆死也，一日一夜五分之[⑥]，此所以占死生之早暮也。

黄帝曰：五脏相通，移皆有次。五脏有病，则各传其所胜。不治，法三月若六月，若三日若六日，传五脏而当死，是顺传所胜之次。故曰：别于阳者，知病从来；别于阴者，知死生之期。言知至其所困而死。

是故风者，百病之长也。今风寒客于人，使人毫毛毕直，皮肤闭而为热。当是之时，可汗而发也。或痹不仁肿痛，当是之时，可汤熨及火灸刺而去之。弗治，病入舍于肺，名曰肺痹，发咳上气。弗治，肺即传而行之肝，病名曰肝痹，一名曰厥，胁痛出食。当是之时，可按若刺耳。弗治，肝传之脾，病名曰脾风，发瘅，腹中热，烦心出黄。当此之时，可按、可药、可浴。弗治，脾传之肾，病名曰疝瘕，少腹冤热[⑦]而痛，出白，一名曰蛊。当此之时，可按、可药。弗治，肾传之心，病筋脉相引而急，病名曰瘛。当此之时，可灸、可药。弗治，满十日，法当死。肾因传之心，心即复反传而行之肺，发寒热，法当三岁死，此病之

次也。

然其卒发者，不必治于传，或其传化有不以次，不以次入者，忧、恐、悲、喜、怒，令不得以其次，故令人有大病矣。因而喜大虚则肾气乘矣，怒则肝气乘矣，悲则肺气乘矣，恐则脾气乘矣，忧则心气乘矣，此其道也。故病有五，五五二十五变，及其传化。传，乘之名也。

大骨枯槁，大肉陷下[8]，胸中气满，喘息不便，其气动形，期六月死，真脏脉见，乃予之期日。大骨枯槁，大肉陷下，胸中气满，喘息不便，内痛引肩项，期一月死。真脏见，乃予之期日。大骨枯槁，大肉陷下，胸中气满，喘息不便，内痛引肩项，身热、脱肉破䐃。真脏见，十月之内死。大骨枯槁，大肉陷下，肩髓内消，动作益衰。真脏来见，期一岁死，见其真脏，乃予之期日。大骨枯槁，大肉陷下，胸中气满，腹内痛，心中不便，肩项身热，破䐃脱肉，目眶陷。真脏见，目不见人，立死；其见人者，至其所不胜之时则死。急虚身中卒至，五脏绝闭，脉道不通，气不往来，譬如堕溺[9]，不可为期。其脉绝不来，若人一息五六至，其形肉不脱，真脏虽不见，犹死也。

真肝脉至，中外急，如循刀刃责责然，如按琴瑟弦，色青白不泽，毛折，乃死。真心脉至，坚而搏，如循薏苡子累累然，色赤黑不泽，毛折，乃死。真肺脉至，大而虚，如以毛羽中人肤，色白赤不泽，毛折，乃死。真肾脉至，搏而绝，如指弹石辟辟然，色黑黄不泽，毛折，乃死。真脾脉至，弱而乍数乍疏，色黄青不泽，毛折，乃死。诸真脏脉见者，皆死不治也。

黄帝曰：见真脏曰死，何也？岐伯曰：五脏者，皆禀气于胃[10]，胃者五脏之本也；脏气者，不能自致于手太阴，必因于胃气，乃至于手太阴也。故五脏各以其时，自为而至于手太阴也。故邪气胜者，精气衰也。故病甚者，胃气不能与之俱至于手太阴，故真脏之气独见，独见者，病胜脏也，故曰死。帝曰：善。

黄帝曰：凡治病，察其形气色泽，脉之盛衰，病之新故，乃治之，无后其时。形气相得，谓之可治；色泽以浮，谓之易已；脉从四时，谓之可治；脉弱以滑，是有胃气，命曰易治，取之以时；形气相失，谓之难治；色夭不泽，谓之难已；脉实以坚，谓之益甚；脉逆四时，为不可治。必察四难[11]，而明告之。

所谓逆四时者，春得肺脉，夏得肾脉，秋得心脉，冬得脾脉；其至皆悬绝沉涩者，命曰逆四时。未有脏形，于春夏而脉沉涩，秋冬而脉浮大，名曰逆四时也。

病热脉静；泄而脉大；脱血而脉实；病在中，脉实坚；病在外，脉不实坚者；皆难治。

黄帝曰：余闻虚实以决死生，愿闻其情。岐伯曰：五实死，五虚死。帝曰：愿闻五实五虚。岐伯曰：脉盛，皮热，腹胀，前后不通，闷瞀[12]，此谓五实。脉细，皮寒，气少，泄利前后，饮食不入，此谓五虚。帝曰：其时有生者何也？岐伯曰：浆粥入胃，泄注止，则虚者活；身汗得后利，则实者活。此其候也。

注释

①巅疾：指头部疾患。

②浸淫：指火势邪气所致的皮肤痈疮。

③冬脉如营：指冬时脉气营居于内。即脉象沉实。

④胁中清：胁，音同“秒”，指胁下空软之处。胁中清，意思就是胁下空软之处清冷。

⑤瞿然：形容惊愕的样子。

⑥一日一夜五分之：一日一夜划分为五个阶段，以配合五脏。

⑦冤热：指热急而烦闷。

⑧陷下：形容肌肉消瘦。

⑨堕溺：从高处坠落为堕，被水淹为溺。

⑩五脏者，皆禀气于胃：这是因为五脏都需要脾胃之气化生的水谷精微来充养。

⑪四难：指形气相失、色夭不泽、脉实以坚、脉逆四时四种难治之症。

⑫闷瞀：昏闷而目不明的意思。

血气形志篇

原文

夫人之常数[①]，太阳常多血少气，少阳常少血多气，阳明常多气多血，少阴常少血多气，厥阴常多血少气，太阴常多气少血。此天之常数。足太阳与少阴为表里，少阳与厥阴为表里，阳明与太阴为表里，是为足阴阳也。手太阳与少阴为表里，少阳与心主为表里，阳明与太阴为表里，是为手之阴阳也。今知手足阴阳所苦，凡治病必先去其血，乃去其所苦[②]，伺[③]之所欲，然后泄有余，补不足。

欲知背俞，先度其两乳间，中折之，更以他草度去半已，即以两隅相拄也，乃举以度其背，令其一隅居上，齐脊大柱，两隅在下，当其下隅者，肺之俞也。复下一度，心之俞也。复下一度，左角肝之俞也，右角脾之俞也。复下一度，肾之俞也。是谓五脏之俞，灸刺之度也。

形乐志苦[④]，病生于脉，治之以灸刺。形乐志乐，病生于肉，治之以针石。形苦志乐，病生于筋，治之以熨引[⑤]。形苦志苦，病生于咽嗌，治之以百药[⑥]。形数惊恐，经络不通，病生于不仁，治之以按摩醪药。是谓五形志也。

刺阳明出血气，刺太阳出血恶气，刺少阳出气恶血，刺太阴出气恶血，刺少阴出气恶血，刺厥阴出血恶气也。

注释

①常数：指气血多少的定数。

②苦：病苦，即疾病。

③伺：这里是诊察的意思。

④形乐志苦：形，指形体；乐，这里指身体安逸；志，指精神；苦，这里指精神苦闷。形乐志苦，指形体安逸而情志郁苦的人。

⑤熨引：古代治病的一种方法，主要是温熨法。

⑥百药：指各种药物。

热论篇

原文

黄帝问曰：今夫热病者，皆伤寒[①]之类也，或愈或死，其死皆以六七日之间，其愈皆以十日以上者，何也？不知其解，愿闻其故。

岐伯对曰：巨阳者，诸阳之属也。其脉连于风府，故为诸阳主气也。人之伤于寒也，则为病热，热虽甚不死；其两感于寒而病[②]者，必不免于死。

帝曰：愿闻其状。岐伯曰：伤寒一日，巨阳受之，故头项痛，腰脊强。

二日，阳明受之。阳明主肉，其脉侠鼻络于目，故身热目疼而鼻干，不得卧[③]也。

三日，少阳受之，少阳主胆，其脉循胁络于耳，故胸胁痛而耳聋。三阳经络皆受其病，而未入于脏[④]者，故可汗而已。

四日，太阴受之，太阴脉布胃中，络于嗌，故腹满而嗌干。

五日，少阴受之，少阴脉贯肾络于肺，系舌本，故口燥舌干而渴。

六日，厥阴受之。厥阴脉循阴器而络于肝，故烦满而囊缩[⑤]。

三阴三阳，五脏六腑皆受病，荣卫不行，五脏不通，则死矣。

其不两感于寒者，七日，巨阳病衰，头痛少愈；八日，阳明

病衰，身热少愈；九日，少阳病衰，耳聋微闻；十日，太阴病衰，腹减如故，则思饮食；十一日，少阴病衰，渴止不满，舌干已而嚏；十二日，厥阴病衰，囊纵，少腹微下，大气皆去，病日已矣。

帝曰：治之奈何？岐伯曰：治之各通其脏脉，病日衰已矣。其未满三日者，可汗而已；其满三日者，可泄而已。

帝曰：热病已愈，时有所遗者，何也？岐伯曰：诸遗者，热甚而强食之，故有所遗也。若此者，皆病已衰而热有所藏，因其谷气相薄，两热相合，故有所遗也。帝曰：善。治遗奈何？岐伯曰：视其虚实，调其逆从，可使必已矣。

帝曰：病热当何禁之？岐伯曰：病热少愈，食肉则复，多食则遗[⑥]，此其禁也。

帝曰：其病两感于寒者，其脉应与其病形何如？岐伯曰：两感于寒者，病一日则巨阳与少阴俱病，则头痛口干而烦满；二日，则阳明与太阴俱病，则腹满身热，不欲食、谵言；三日，则少阳与厥阴俱病，则耳聋囊缩而厥。水浆不入，不知人，六日死。

帝曰：五脏已伤，六腑不通，荣卫不行，如是之后，三日乃死，何也？岐伯曰：阳明者，十二经脉之长也，其血气盛，故不知人，三日其气乃尽，故死矣。

凡病伤寒而成温者，先夏至日者为病温，后夏至日者为病暑。暑当与汗皆出，勿止[⑦]。

注释

①伤寒：广义而言，外感性热病的总称。

②两感于寒而病：指表里两经同时感受寒邪而发病，如太阳和少阴两经同时感邪。

③不得卧：阳明受邪，经气壅滞，影响到腑，使胃不安和，所以不得卧。

④未入于脏：人体的经脉，阳经属腑，阴经连于脏。未入于

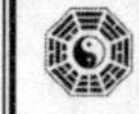

脏，说明邪气还在肌表，未及于三阴。

⑤烦满而囊缩：指烦闷、阴囊抽缩。足厥阴经脉环绕阴器而络于肝，就会感到烦满而囊缩。

⑥食肉则复，多食则遗：复，病愈而复发的意思。热病之后，脾胃气虚，运化无力，吃肉则不能消化，多吃则消化不完，食物与热相互搏结，容易复发。

⑦暑当与汗皆出，勿止：暑邪能随汗出而解，此时止汗只能让暑邪郁于体内，所以不应当止汗。

评热病论篇

原文

黄帝问曰：有病温者，汗出辄复热，而脉躁疾[①]不为汗衰，狂言不能食，病名为何？

岐伯对曰：病名阴阳交[②]，交者，死也。帝曰：愿闻其说。岐伯曰：人所以汗出者，皆生于谷，谷生于精。今邪气交争于骨肉而得汗者，是邪却而精胜也。精胜，则当能食而不复热。复热者，邪气也；汗者，精气也。今汗出而辄复热者，是邪胜也，不能食者，精无俾[③]也，病而留者，其寿可立而倾也。且夫《热论》曰：汗出而脉尚躁盛者死。今脉不与汗相应，此不胜其病也，其死明矣。狂言者是失志，失志者死。今见三死[④]，不见一生，虽愈必死也。

帝曰：有病身热，汗出烦满，烦满不为汗解，此为何病？岐伯曰：汗出而身热者，风也；汗出而烦满不解者，厥也，病名曰风厥[⑤]。帝曰：愿卒闻之。岐伯曰：巨阳主气，故先受邪；少阴与其为表里也，得热则上从之[⑥]，从之则厥也。

帝曰：治之奈何？岐伯曰：表里刺之，饮之服汤。

帝曰：劳风[⑦]为病何如？岐伯曰：劳风法在肺下，其为病也，使人强上冥视，唾出若涕，恶风而振寒，此为劳风之病。

帝曰：治之奈何？岐伯曰：以救俯仰。巨阳引[8]精者三日，中年者五日，不精者七日，咳山青黄涕，其状如脓，大如弹丸，从口中若鼻中出，不出则伤肺，伤肺则死也。

帝曰：有病肾风[9]者，面胕痝然[10]壅，害于言，可刺不？岐伯曰：虚不当刺，不当刺而刺，后五日其气必至。帝曰：其至何如？岐伯曰：至必少气时热，时热从胸背上至头，汗出，手热，口干苦渴，小便黄，目下肿，腹中鸣，身重难以行，月事不来，烦而不能食，不能正偃，正偃[11]则咳，病名曰风水，论在《刺法》中。

帝曰：愿闻其说。岐伯曰：邪之所凑，其气必虚，阴虚者阳必凑之，故少气时热而汗出也。小便黄者，少腹中有热也。不能正偃者，胃中不和也。正偃则咳甚，上迫肺也。诸有水气者，微肿先见于目下也。

帝曰：何以言？岐伯曰：水者阴也，目下亦阴也，腹者至阴之所居，故水在腹者，必使目下肿也；真气上逆，故口苦舌干，卧不得正偃，正偃则咳出清水也。诸水病者，故不得卧，卧则惊，惊则咳甚也。腹中鸣者，病本于胃也。薄脾则烦不能食，食不下者，胃脘隔也。身重难以行者，胃脉在足也。月事不来者，胞脉[12]闭也，胞脉者属心而络于胞中，今气上迫肺，心气不得下通，故月事不来也。

帝曰：善。

注释

①脉躁疾：指脉象躁动急速。

②阴阳交：阳，指阳热邪气；阴，指阴精正气。阴阳交，指阳邪深入阴分，以致阴阳错乱。

③俾：补助、补充的意思。

④三死：指汗出复热而不能食、脉躁盛、狂言三证。

⑤风厥：指太阳受风，精亏不足，少阴虚火上逆而发热汗出，烦闷不除的病症。

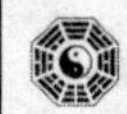

⑥上从之：指少阴虚热，随太阳之气上逆。

⑦劳风：指因劳成虚、因虚受风引起的，以恶风阵寒、颈项僵硬、咳嗽吐浓痰为症状的一种病症。

⑧巨阳引：指在太阳经上取穴进行针刺，以引动经气的一种治疗方法。

⑨肾风：风热伤肾，肾不能主水，水邪泛滥而出现水肿的一种病症。

⑩痝然：肿起的样子。

⑪正偃：偃，仰面倒下。正偃，即仰卧。

⑫胞脉：胞，子宫。胞脉，即子宫的络脉。

气厥论篇

原文

黄帝问曰：五脏六腑寒热相移[1]者何？岐伯曰：肾移寒于肝，痈肿少气。脾移寒于肝，痈肿筋挛。肝移寒于心，狂隔中。心移寒于肺，肺消。肺消者饮一溲二，死不治。肺移寒于肾，为涌水。涌水者，按腹不坚，水气客于大肠，疾行则鸣濯濯[2]，如囊裹浆，水之病也。脾移热于肝，则为惊衄。肝移热于心，则死。心移热于肺，传为鬲消[3]。肺移热于肾，传为柔痓[4]。肾移热于脾，传为虚，肠澼死，不可治。胞移热于膀胱，则癃溺血。膀胱移热于小肠，鬲肠不便，上为口糜。小肠移热于大肠，为虙瘕，为沉。大肠移热于胃，善食而瘦入，谓之食亦[5]。胃移热于胆，亦曰食亦。胆移热于脑，则辛頞渊。鼻渊者，浊涕不下止也，传为衄蔑[6]瞑目。故得之气厥也。

注释

①相移：互相转移、转变。

②濯濯：水流动的声音。

③鬲消：鬲，通“膈”。指热消膈间，久为消渴病变。

④柔痓：主要症状是牙关紧闭，角弓反张。

⑤食亦：症状为多食但无力、消瘦。

⑥衄蔑：指鼻中出血。

咳论篇

原文

黄帝问曰：肺之令人咳，何也？岐伯对曰：五脏六腑皆令人咳，非独肺也。帝曰：愿闻其状。岐伯曰：皮毛者，肺之合也。皮毛先受邪气，邪气以从其合也。其寒饮食入胃，从肺脉上至于肺，则肺寒，肺寒则外内合邪，因而客之，则为肺咳。五脏各以其时受病，非其时，各传以与之。

人与天地相参，故五脏各以治时[①]感于寒则受病，微则为咳，甚者为泄为痛。乘秋则肺先受邪，乘春则肝先受之，乘夏则心先受之，乘至阴则脾先受之，乘冬则肾先受之。

帝曰：何以异之？岐伯曰：肺咳之状，咳而喘息有音，甚则唾血。心咳之状，咳则心痛，喉中介介如梗状[②]，甚则咽肿、喉痹。肝咳之状，咳则两胁下痛，甚则不可以转，转则两胠[③]下满。脾咳之状，咳则右胁下痛，阴阴引肩背，甚则不可以动，动则咳剧。肾咳之状，咳则腰背相引而痛，甚则咳涎。

帝曰：六腑之咳奈何？安所受病？岐伯曰：五脏之久咳，乃移于六腑。脾咳不已，则胃受之。胃咳之状，咳而呕，呕甚则长虫出。肝咳不已，则胆受之，胆咳之状，咳呕胆汁。肺咳不已，则大肠受之，大肠咳状，咳而遗失。心咳不已，则小肠受之，小肠咳状，咳而失气，气与咳俱失。肾咳不已，则膀胱受之，膀胱咳状，咳而遗溺。久咳不已，则三焦受之，三焦咳状，咳而腹满，不欲食饮。此皆聚于胃，关于肺[④]，使人多涕唾而面浮肿气逆也。

帝曰：治之奈何？岐伯曰：治脏者治其俞，治腑者治其合，

浮肿者治其经。帝曰：善。

注释

①治时：五脏分别主旺的时令。肝主春，心主夏，脾主长夏，肺主秋，肾主冬。

②介介如梗状：形容咽部如有东西阻塞。

③两胠：指左右腋下胁肋部。

④此皆聚于胃，关于肺：（这些咳嗽）无论是哪一脏腑的病变所致，其寒邪都聚积于胃，联属于肺。说明虽然五脏六腑皆令人咳，但与肺胃两者关系最为密切。

举痛论篇

原文

黄帝问曰：余闻善言天者，必有验[①]于人；善言古者，必有合于今；善言人者，必有厌于己。如此，则道不惑而要数极[②]，所谓明也。今余问于夫子，令言而可知，视而可见，扪而可得，令验于己而发蒙解惑，可得而闻乎？

岐伯再拜稽首对曰：何道之问也？帝曰：愿闻人之五脏卒痛，何气使然？岐伯对曰：经脉流行不止，环周不休，寒气入经而稽迟[③]，泣而不行。客于脉外则血少，客于脉中则气不通，故卒然而痛。

帝曰：其痛或卒然而止者，或痛甚不休者，或痛甚不可按者，或按之而痛止者，或按之无益者，或喘动应手[④]者，或心与背相引而痛者，或胁肋与少腹相引而痛者，或腹痛引阴股者，或痛宿昔[⑤]而成积者，或卒然痛死不知人，有少间复生者，或痛而呕者，或腹痛而后泄者，或痛而闭不通者。凡此诸痛，各不同形，别之奈何？

岐伯曰：寒气客于脉外则脉寒，脉寒则缩踡，缩踡则脉绌急，绌急则外引小络，故卒然而痛。得炅则痛立止；因重中于

寒，则痛久矣。

寒气客于经脉之中，与炅气相薄则脉满，满则痛而不可按也。寒气稽留，炅气从上，则脉充大而血气乱，故痛甚不可按也。

寒气客于肠胃之间，膜原之下，血不得散，小络急引故痛，按之则血气散，故按之痛止。

寒气客于侠脊之脉[6]则深，按之不能及，故按之无益也。

寒气客于冲脉，冲脉起于关元，随腹直上，寒气客则脉不通，脉不通则气因之，故喘动应手矣。

寒气客于背俞之脉[7]则脉泣，脉泣则血虚，血虚则痛，其俞注于心，故相引而痛，按之则热气至，热气至则痛止矣。

寒气客于厥阴之脉，厥阴之脉者，络阴器系于肝，寒气客于脉中，则血泣脉急，故胁肋与少腹相引痛矣。

厥气[8]客于阴股，寒气上及少腹，血泣在下相引，故腹痛引阴股。

寒气客于小肠膜原之间，络血之中，血泣不得注于大经，血气稽留不得行，故宿昔而成积矣。

寒气客于五脏，厥逆上泄[9]，阴气竭[10]，阳气未入，故卒然痛死不知人，气复反则生矣。

寒气客于肠胃，厥逆上出，故痛而呕也。

寒气客于小肠，小肠不得成聚，故后泄腹痛矣。

热气留于小肠，肠中痛，瘅热焦渴，则坚干不得出，故痛而闭不通矣。

帝曰：所谓言而可知者也。视而可见，奈何？岐伯曰：五脏六腑，固尽有部，视其五色，黄赤为热，白为寒，青黑为痛，此所谓视而可见者也。

帝曰：扪而可得，奈何？岐伯曰：视其主病之脉，坚而血及陷下者[11]，皆可扪而得也。

帝曰：善。余知百病生于气也。怒则气上，喜则气缓[12]，

悲则气消[13]，恐则气下，寒则气收，炅则气泄，惊则气乱，劳则气耗，思则气结。九气不同，何病之生？岐伯曰：怒则气逆，甚则呕血及飧泄，故气上矣。喜则气和志达，荣卫通利，故气缓矣。悲则心系急，肺布叶举，而上焦不通，荣卫不散，热气在中，故气消矣。恐则精却，却则上焦闭，闭则气还，还则下焦胀，故气不行矣。寒则腠理闭，气不行，故气收矣。炅则腠理开，荣卫通，汗大泄，故气泄。惊则心无所倚，神无所归，虑无所定，故气乱矣。劳则喘息汗出，外内皆越，故气耗矣。思则心有所存，神有所归，正气留而不行，故气结矣。

注释

①验：检验、验证的意思。

②要数极：（掌握事物的）要领极为透彻。

③稽迟：指血脉运行迟滞。

④喘动应手：指血脉搏动急促。

⑤宿昔：宿，止的意思；昔，久远的意思。宿昔，指羁留日久。

⑥侠脊之脉：指脊柱两旁深部的经脉。

⑦背俞之脉：指足太阳膀胱经。

⑧厥气：指寒气。

⑨上泄：向上逆泄。

⑩竭：竭绝的意思。

⑪坚而血及陷下者：脉象坚实、气血留滞、脉下陷等情况。

⑫气缓：指气涣散不收。

⑬气消：气消沉。悲伤则心系急，营卫之气阻遏于上焦化热，热邪耗伤胸中气血，所以叫气消。

腹中论篇

原文

黄帝问曰：有病心腹满，旦食则不能暮食，此为何病？岐伯对曰：名为鼓胀[①]。

帝曰：治之奈何？岐伯曰：治之以鸡矢醴[②]，一剂知，二剂已。

帝曰：其时有复发者，何也？岐伯曰：此饮食不节，故时有病也。虽然其病且已，时故当病，气聚于腹也。

帝曰：有病胸胁支满者，妨于食，病至则先闻腥臊臭，出清液，先唾血，四支清，目眩，时时前后血，病名为何？何以得之？

岐伯曰：病名血枯，此得之年少时，有所大脱血。若醉入房中，气竭肝伤，故月事衰少不来也。

帝曰：治之奈何？复以何术？岐伯曰：以四乌鲗骨[③]一藘茹，二物并合之，丸以雀卵[④]，大小如豆，以五丸为后饭[⑤]，饮以鲍鱼汁，利肠中及伤肝也。

帝曰：病有少腹盛，上下左右皆有根，此为何病？可治不？

岐伯曰：病名曰伏梁[⑥]。

帝曰：伏梁何因而得之？岐伯曰：裹大脓血，居肠胃之外，不可治，治之每切按之致死。

帝曰：何以然？岐伯曰：此下则因阴，必下脓血，上则迫胃脘，生鬲，侠胃脘内痈。此久病也，难治。居脐上为逆，居脐下为从，勿动亟夺，论在刺法中。

帝曰：人有身体髀股骱皆肿，环脐而痛，是为何病？岐伯曰：病名伏梁，此风根也。其气溢于大肠而着于肓，肓之原[⑦]在脐下，故环脐而痛也。不可动之，动之为水溺涩之病。

帝曰：夫子数言热中、消中[⑧]，不可服高梁芳草石药。石药

发瘨，芳草发狂。夫热中消中者，皆富贵人也，今禁高梁，是不合其心，禁芳草石药，是病不愈，愿闻其说。

岐伯曰：夫芳草之气美，石药之气悍，二者其气急疾坚劲，故非缓心和人，不可以服此二者。

帝曰：不可以服此二者，何以然？岐伯曰：夫热气慓悍，药气亦然，二者相遇，恐内伤脾。脾者土也而恶木，服此药者，至甲乙日更论。

帝曰：善。有病膺肿颈痛胸满腹胀，此为何病？何以得之？岐伯曰：名厥逆⑨。

帝曰：治之奈何？岐伯曰：灸之则瘖，石之则狂，须其气并，乃可治也。

帝曰：何以然？岐伯曰：阴气重上，有余于上，灸之则阳气入阴，入则瘖；石之则阳气虚，虚则狂；须其气并而治之，可使全也。

帝曰：善。何以知怀子之且生也？岐伯曰：身有病而无邪脉也。

帝曰：病热而有所痛者何也？岐伯曰：病热者阳脉也，以三阳之动⑩也。人迎一盛少阳，二盛太阳，三盛阳明，入阴也。夫阳入于阴，故病在头与腹，乃䐜胀而头痛也。帝曰：善。

注释

①鼓胀：是一种以腹部胀大如鼓、皮色萎黄、脉络显露为特征的疾病。

②鸡矢醴：矢，即鸡屎白。鸡矢醴，古人用来治疗鼓胀的一种药酒名。

③乌鲗骨：即乌贼骨，又叫海螵蛸。

④雀卵：麻雀卵。

⑤后饭：即饭前服药。

⑥伏梁：指脘腹痞满肿块一类疾病。

⑦肓之原：原，即原穴。这里指任脉的气海穴。

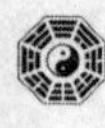

⑧热中、消中：即后世所谓的三消病。

⑨厥逆：指阴气并于阳上逆的意思。

⑩三阳之动：三阳，即少阳、阳明、太阳。意思是三阳之脉盛大。

风论篇

原文

黄帝问曰：风之伤人也，或为寒热，或为热中，或为寒中，或为疠风，或为偏枯[①]，或为风也，其病各异，其名不同。或内至五脏六腑。不知其解，愿闻其说。

岐伯对曰：风气藏在皮肤之间，内不得通，外不得泄。

风者，善行而数变，腠理开，则洒然寒，闭则热而闷。其寒也，则衰食饮；其热也，则消肌肉。故使人佚慄而不能食，名曰寒热。

风气与阳明入胃，循脉而上至目内眦，其人肥，则风气不得外泄，则为热中而目黄；人瘦则外泄而寒，则为寒中而泣出。

风气与太阳俱入，行诸脉俞，散于分肉之间，与卫气相干，其道不利，故使肌肉愤䐜而有疡。卫气有所凝而不行，故其肉有不仁也。

疠者，有荣气热胕，其气不清，故使其鼻柱坏而色败，皮肤疡溃。风寒客于脉而不去，名曰疠风，或名曰寒热。

以春甲乙伤于风者为肝风，以夏丙丁伤于风者为心风，以季夏戊己伤于邪者为脾风，以秋庚辛中于邪者为肺风，以冬壬癸中于邪[②]者为肾风。

风中五脏六腑之俞，亦为脏腑之风，各入其门户所中，则为偏风。风气循风府而上，则为脑风，风入系头，则为目风，眼寒。饮酒中风，则为漏风。入房汗出中风，则为内风。新沐中风，则为首风。久风入中，则为肠风，飧泄。外在腠理，则为泄

风。故风者，百病之长也，至其变化，乃为他病也，无常方，然致有风气也。

帝曰：五脏风之形状不同者何？愿闻其诊及其病能[③]。

岐伯曰：肺风之状，多汗恶风，色皏[④]然白，时咳短气，昼日则差，暮则甚，诊在眉上[⑤]，其色白。

心风之状，多汗恶风，焦绝[⑥]，善怒吓，赤色，病甚则言不可快，诊在口，其色赤。

肝风之状，多汗恶风，善悲，色微苍，嗌干善怒，时憎女子，诊在目下，其色青。

脾风之状，多汗恶风，身体怠堕，四肢不欲动，色薄微黄，不嗜食，诊在鼻上，其色黄。

肾风之状，多汗恶风，面痝然浮肿，脊痛不能正立，其色炲，隐曲不利，诊在肌上[⑦]，其色黑。

胃风之状，颈多汗，恶风，食饮不下，膈塞不通，腹善满，失衣则䐜胀，食寒则泄，诊形瘦而腹大。

首风之状，头面多汗，恶风，当先风一日，则病甚，头痛不可以出内，至其风日，则病少愈。

漏风之状，或多汗，常不可单衣，食则汗出，甚则身汗，喘息恶风，衣常濡，口干善渴，不能劳事。

泄风之状，多汗，汗出泄衣上，口中干，上渍[⑧]，其风不能劳事，身体尽痛，则寒。帝曰：善。

注释

①偏枯：即偏瘫，见于中风后遗症。

②邪：此处特指风邪。

③病能：能，即态。病能，即病态。

④皏：浅白色。

⑤眉上：指两眉之间，又叫阙中，是肺在面部望诊的部位。

⑥焦绝：因津液消耗而唇舌焦燥的意思。

⑦肌上：指面颊上。怀疑为颐上之误。

⑧上渍：腰以上多汗如水渍的意思。

痹论篇

原文

黄帝问曰：痹之安生？岐伯对曰：风寒湿三气杂至，合而为痹也。

其风气胜者为行痹，寒气胜者为痛痹，湿气胜者为著痹也。

帝曰：其有五者何也？岐伯曰：以冬遇此者为骨痹，以春遇此者为筋痹，以夏遇此者为脉痹，以至阴遇此着为肌痹，以秋遇此者为皮痹。

帝曰：内舍[①]五脏六腑，何气使然？岐伯曰：五脏皆有合，病久而不去者，内舍于其合也。故骨痹不已，复感于邪，内舍于肾；筋痹不已，复感于邪，内舍于肝；脉痹不已，复感于邪，内舍于心；肌痹不已，复感于邪，内舍于脾；皮痹不已，复感于邪，内舍于肺。所谓痹者，各以其时重感于风寒湿之气也。

凡痹之客五脏者，肺痹者，烦满喘而呕。心痹者，脉不通，烦则心下鼓[②]，暴上气而喘，嗌干善噫[③]，厥气上则恐。肝痹者，夜卧则惊，多饮，数小便，上为引如怀。肾痹者，善胀，尻以代踵[④]，脊以代头。脾痹者，四支解堕，发咳呕汁，上为大塞。肠痹者，数饮而出不得，中气喘争，时发飧泄。胞痹者，少腹膀胱按之内痛，若沃以汤[⑤]，涩于小便，上为清涕。

阴气[⑥]者，静则神藏，躁则消亡。饮食自倍，肠胃乃伤。淫气[⑦]喘息，痹聚在肺；淫气忧思，痹聚在心；淫气遗溺，痹聚在肾；淫气乏竭[⑧]，痹聚在肝；淫气肌绝，痹聚在脾。

诸痹不已，亦益内[⑨]也。其风气胜者，其人易已也。

帝曰：痹，其时有死者，或疼久者，或易已者，其故何也？岐伯曰：其入脏者死，其留连筋骨间者疼久，其留皮肤间者易已。

帝曰：其客于六腑者，何也？岐伯曰：此亦其食饮居处，为其病本也。六腑亦各有俞，风寒湿气中其俞，而食饮应之，循俞而入，各舍其腑也。

帝曰：以针治之奈何？岐伯曰：五脏有俞，六腑有合，循脉之分，各有所发[⑩]，各随其过，则病瘳[⑪]也。

帝曰：荣卫之气，亦令人痹乎？岐伯曰：荣者水谷之精气也，和调于五脏，洒陈于六腑，乃能入于脉也。故循脉上下，贯五脏，络六腑也。卫者水谷之悍气也。其气慓疾滑利，不能入于脉也。故循皮肤之中，分肉之间，熏于肓膜，散于胸腹，逆其气则病，从其气则愈，不与风寒湿气合，故不为痹。

帝曰：善。痹或痛，或不痛，或不仁，或寒，或热，或燥，或湿，其故何也？

岐伯曰：痛者，寒气多也，有寒故痛也。

其不痛不仁者，病久入深，荣卫之行涩，经络时疏，故不痛；皮肤不营，故为不仁。

其寒者，阳气少，阴气多，与病相益，故寒也。

其热者，阳气多，阴气少，病气胜，阳遭阴，故为痹热。

其多汗而濡者，此其逢湿甚也。阳气少，阴气盛，两气相感[⑫]，故汗出而濡也。

帝曰：夫痹之为病，不痛何也？岐伯曰：痹在于骨则重，在于脉则血凝而不流，在于筋则屈不伸，在于肉则不仁，在于皮则寒。故具此五者，则不痛也。

凡痹之类，逢寒则虫[⑬]，逢热则纵。帝曰：善。

注释

①舍：羁留的意思。

②心下鼓：指心悸。

③善噫：因心痹，气机不畅，发出叹气。

④尻以代踵：尻，指屁股；踵，指脚跟。尻以代踵，指只能坐不能站，更不能行走的意思。

⑤若沃以汤：汤，热水。若沃以汤，形容热甚，如热水灌之。

⑥阴气：指五脏的精气。

⑦淫气：指五脏内逆乱失和的气。

⑧乏竭：疲乏口渴的意思。

⑨益内：益，通“溢”，蔓延的意思。益内，指病重向内发展。

⑩各有所发：各经受邪，均在经脉循行的部位发生病变而出现症状。

⑪各随其过，则病瘳：各随病变部位而治疗则病能痊愈。瘳，病痊愈的意思。

⑫两气相感：指人体偏盛的阴气与以湿邪为主的风寒相互作用。

⑬虫：历代解释不一，《甲乙经》《太素》都作“急”，本文从之。

痿论篇

原文

黄帝问曰：五脏使人痿，何也？

岐伯对曰：肺主身之皮毛，心主身之血脉，肝主身之筋膜，脾主身之肌肉，肾主身之骨髓。

故肺热叶焦[①]，则皮毛虚弱，急薄，著则生痿躄[②]也。

心气热，则下脉厥而上，上则下脉虚，虚则生脉痿，枢折挈[③]，胫纵而不任地也。

肝气热，则胆泄口苦，筋膜干，筋膜干则筋急而挛，发为筋痿。

脾气热，则胃干而渴，肌肉不仁，发为肉痿。

肾气热，则腰脊不举，骨枯而髓减，发为骨痿。

帝曰：何以得之？岐伯曰：肺者，脏之长也，为心之盖也，有所失亡，所求不得，则发肺鸣，鸣则肺热叶焦，故曰：五脏因肺热叶焦，发为痿躄，此之谓也。

悲哀太甚，则胞络绝，胞络绝，则阳气内动，发则心下崩，数溲血也。故本病曰：大经空虚，发为肌痹，传为脉痿。

思想无穷，所愿不得，意淫于外，入房太甚，宗筋[4]弛纵，发为筋痿，及为白淫[5]。故下经曰：筋痿者，生于肝，使内也。

有渐于湿，以水为事，若有所留，居处相湿，肌肉濡渍，痹而不仁，发为肉痿。故下经曰：肉痿者，得之湿地也。

有所远行劳倦，逢大热而渴，渴则阳气内伐，内伐则热舍于肾，肾者水脏也；今水不胜火，则骨枯而髓虚。故足不任身，发为骨痿。故下经曰：骨痿者，生于大热也。

帝曰：何以别之？岐伯曰：肺热者，色白而毛败；心热者，色赤而络脉溢[6]；肝热者，色苍而爪枯；脾热者，色黄而肉蠕动[7]；肾热者，色黑而齿槁。

帝曰：如夫子言可矣。论言治痿者，独取阳明，何也？

岐伯曰：阳明者，五脏六腑之海，主润宗筋，宗筋主束骨而利机关也。冲脉者，经脉之海也，主渗灌谿谷，与阳明合于宗筋，阴阳揔宗筋之会，会于气街，而阳明为之长，皆属于带脉，而络于督脉。故阳明虚，则宗筋纵，带脉不引，故足痿不用也。

帝曰：治之奈何？岐伯曰：各补其荥而通其俞，调其虚实，和其逆顺，筋脉骨肉，各以其时受月[8]，则病已矣。帝曰：善。

注释

①肺热叶焦：形容肺叶受热灼伤，津液损伤的一种病理状态。

②痿躄：指四肢萎废，不能行走，包括下文的各种萎病。

③枢折挈：枢，指关节；折，指断；挈，提举。枢折挈，形容关节迟缓，不能做提举活动，像是枢轴折断不能活动一样。

④宗筋：指全身众多筋会聚地。泛指全身的筋膜。

⑤白淫：指男子滑精、女子带下一类疾病。

⑥络脉溢：指浅表部位的血络充盈显现。

⑦肉蠕动：肌肉萎软无力的意思。

⑧各以其时受月：都各在其当旺的月份进行治疗。按张志聪说法，正月、二月，人气在肝；三月、四月，人气在脾；五月、六月，人气在头；七月、八月，人气在肺；九月、十月，人气在心；十一月、十二月，人气在肾。

奇病论篇

原文

黄帝问曰：人有重身，九月而喑，此为何也？岐伯对曰：胞之络脉绝也。

帝曰：何以言之？岐伯曰：胞络者，系于肾，少阴之脉贯肾，系舌本，故不能言。

帝曰：治之奈何？岐伯曰：无治也，当十月复。

刺法曰：无损不足，益有余，以成其疹。然后调之。

所谓无损不足者，身羸瘦，无用镵石[①]也；无益其有余者，腹中有形而泄之，泄之则精出而病独擅中，故曰疹成也。

帝曰：病胁下满气逆，二三岁不已，是为何病？岐伯曰：病名曰息积，此不妨于食，不可灸刺，积为导引服药，药不能独治也。

帝曰：人有身体髀股胻皆肿，环脐而痛，是为何病？岐伯曰：病名曰伏梁，此风根也。其气溢于大肠而著于肓，肓之原在脐下，故环脐而痛也。不可动之，动之为水溺涩之病也。

帝曰：人有尺脉数甚，筋急而见，此为何病？岐伯曰：此所谓疹筋，是人腹必急，白色黑色见，则病甚。

帝曰：人有病头痛，以数岁不已，此安得之，名为何病？岐

伯曰：当有所犯大寒，内至骨髓，髓者，以脑为主，脑逆，故令头痛，齿亦痛，病名曰厥逆[②]。帝曰：善。

帝曰：有病口甘者，病名为何？何以得之？岐伯曰：此五气之溢也，名曰脾瘅[③]。夫五味入口，藏于胃，脾为之行其精气，津液在脾，故令人口甘也，此肥美之所发也，此人必数食甘美而多肥也。肥者令人内热，甘者令人中满，故其气上溢，转为消渴。治之以兰，除陈气也。

帝曰：有病口苦，取阳陵泉。口苦者，病名为何？何以得之？岐伯曰：病名曰胆瘅。夫肝者，中之将也，取决于胆，咽为之使，此人者数谋虑不决，故胆虚，气上溢而口为之苦。治之以胆募俞[④]，治在阴阳十二官相使中。

帝曰：有癃者，一日数十溲，此不足也。身热如炭，颈膺如格，人迎躁盛，喘息气逆，此有余也。太阴脉微细如发者，此不足也。其病安在？名为何病？岐伯曰：病在太阴，其盛在胃，颇在肺，病名曰厥，死不治。此所谓得五有余，二不足也。

帝曰：何谓五有余、二不足？岐伯曰：所谓五有余者，五病之气有余也；二不足者，亦病气之不足也。今外得五有余，内得二不足，此其身不表不里，亦正死明矣！

帝曰：人生而有病癫疾[⑤]者，病名曰何？安所得之？岐伯曰：病名为胎病，此得之在母腹中时，其母有所大惊，气上而不下，精气并居，故令子发为癫疾也。

帝曰：有病痝然如有水状，切其脉大紧，身无痛者，形不瘦，不能食，食少，名为何病？岐伯曰：病生在肾，名为肾风。肾风而不能食，善惊，惊已，心气痿者死。帝曰：善。

注释

①镵石：镵，指镵针，古代使用的九种针具之一；石，指砭石，经磨制而成的尖石或石片，是我国最古老的医疗工具。

②厥逆：寒邪上逆于脑引起的一种顽固性头痛。

③脾瘅：指脾热而谷气上蒸所导致的口中甜腻的疾病。

④胆募俞：俞，通“腧”。募、腧，针灸分类穴位名，指脏腑之气积聚于胸腹部的募穴和输注于背部的背腧穴，是治疗脏腑的重要穴位。胆募穴位于乳头正下方，第七肋间隙处。胆腧穴在第十胸椎棘突下旁开一寸五分。

⑤癫疾：这里指癫痫。

脉解篇

原文

太阳所谓肿腰脽痛者，正月太阳寅，寅太阳也。正月阳气出在上，而阴气盛，阳未得自次也，故肿腰脽痛也。

病偏虚为跛者，正月阳气冻解，地气而出也。所谓偏虚者，冬寒颇有不足者，故偏虚为跛也。

所谓强上引背者，阳气大上而争，故强上也。

所谓耳鸣者，阳气万物盛上而跃，故耳鸣也。

所谓甚则狂癫疾者，阳尽在上而阴气从下，下虚上实，故狂癫疾也。

所谓浮为聋者，皆在气也。

所谓入中为喑者，阳盛已衰，故为喑也。

内夺而厥，则为喑俳[①]，此肾虚也，少阴不至者，厥也。

少阳所谓心胁痛者，言少阳盛也。盛者心之所表也，九月阳气尽而阴气盛，故心胁痛也。

所谓不可反侧者，阴气藏物也，物藏则不动，故不可反侧也。

所谓甚则跃者，九月万物尽衰，草木毕落而堕，则气去阳而之阴，气盛而阳之下长，故谓跃。

阳明所谓洒洒振寒者，阳明者午也，五月盛阳之阴也，阳盛而阴气加之，故洒洒振寒也。

所谓胫肿而股不收者，是五月盛阳之阴也。阳者衰于五月，

而一阴气上，与阳始争，故胫肿而股不收也。

所谓上喘而为水者，阴气下而复上，上则邪客于脏腑间，故为水也。

所谓胸痛少气者，水气在脏腑也；水者阴气也，阴气在中，故胸痛少气也。

所谓甚则厥，恶人与火，闻木音则惕然而惊者，阳气与阴气相薄，水火相恶，故惕然而惊也。所谓欲独闭户牖而处者，阴阳相薄也，阳尽而阴盛，故欲独闭户牖而居。

所谓病至则欲乘高而歌，弃衣而走者，阴阳复争而外并于阳，故使之弃衣而走也。

所谓客孙脉，则头痛鼻鼽腹肿者，阳明并于上，上者则其孙络太阴也，故头痛鼻鼽腹肿也。

太阴所谓病胀者，太阴子也，十一月万物气皆藏于中，故曰病胀。

所谓上走心为噫[②]者，阴盛而上走于阳明，阳明络属心，故曰上走心为噫也。

所谓食则呕者，物盛满而上溢，故呕也。

所谓得后与气则快然如衰者，十二月阴气下衰而阳气且出，故曰得后与气则快然如衰也。

少阴所谓腰痛者，少阴者申也，七月万物阳气皆伤，故腰痛也。所谓呕、咳、上气喘者，阴气在下，阳气在上，诸阳气浮，无所依从，故呕、咳、上气喘也。所谓色色不能久立，久坐起则目䀮䀮无所见者，万物阴阳不定未有主也。秋气始至，微霜始下，而方杀万物，阴阳内夺，故目疏疏无所见也。所谓少气善怒者，阳气不治，阳气不治，则阳气不得出，肝气当治而未得，故善怒，善怒者，名曰煎厥[③]。所谓恐如人将捕之者，秋气万物未有毕去，阴气少，阳气入，阴阳相薄，故恐也。所谓恶闻食臭者，胃无气，故恶闻食臭也。所谓面黑如地色者，秋气内夺，故变于色也。所谓咳则有血者，阳脉伤也，阳气未盛于上而脉满，满则

咳，故血见于鼻也。

厥阴所谓癞疝，妇人少腹肿者，厥阴者辰也，三月阳中之阴，邪在中，故曰癞疝少腹肿也。所谓腰脊痛不可以俯仰者，三月一振荣华，万物一俯而不仰也。

所谓癞癃疝肤胀者，曰阴亦盛而脉胀不通，故曰癞癃疝也。所谓甚则嗌干热中者，阴阳相薄而热，故嗌干也。

注释

①喑俳：指喑哑不能说话，四肢瘫痪不能活动。多由肾精亏虚，导致肾气厥逆所致。

②噫：指嗳气。

③煎厥：是阳气亢盛，煎熬津液，使阴精耗竭而导致气逆昏厥的病症。

刺要论篇

原文

黄帝问曰：愿闻刺要。岐伯对曰：病有浮沉[①]，刺有浅深，各至其理，无过其道，过之则内伤，不及则生外壅，壅则邪从之。浅深不得，反为大贼，内动五脏，后生大病。

故曰：病有在毫毛腠理者，有在皮肤者，有在肌肉者，有在脉者，有在筋者，有在骨者，有在髓者。是故刺毫毛腠理无伤皮，皮伤则内动肺，肺动则秋病温疟，泝泝然[②]寒栗。刺皮无伤肉，肉伤则内动脾，脾动则七十二日四季之月，病腹胀烦不嗜食。刺肉无伤脉，脉伤则内动心，心动则夏病心痛。刺脉无伤筋，筋伤则内动肝，肝动则春病热而筋弛。刺筋无伤骨，骨伤则内动肾，肾动则冬病胀，腰痛。刺骨无伤髓，髓伤则销铄[③]胻[④]酸，体解㑊然不去矣。

注释

①浮沉：这里指病位的深浅。

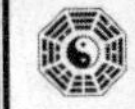

②泝泝然：逆流而上，这里形容怕冷的样子。

③销铄：指病久枯瘦。

④胻：足胫。

刺禁论篇

原文

黄帝问曰：愿闻禁数[①]。岐伯对曰：脏有要害，不可不察，肝生于左，肺藏于右[②]，心部于表[③]，肾治于里[④]，脾为之使[⑤]，胃为之市[⑥]，鬲肓之上，中有父母[⑦]，七节之傍，中有小心[⑧]。从之有福，逆之有咎。

刺中心，一日死，其动为噫。刺中肝，五日死，其动为语。刺中肾，六日死，其动为嚏。刺中肺，三日死，其动为咳。刺中脾，十日死，其动为吞。刺中胆，一日半死，其动为呕。

刺跗上[⑨]，中大脉，血出不止死。刺面，中溜脉[⑩]，不幸为盲。刺头，中脑户[⑪]，入脑立死。刺舌下[⑫]，中脉太过，血出不止为瘖。刺足下布络中脉，血不出为肿。刺郄中大脉，令人仆脱色。刺气街，中脉，血不出，为肿鼠仆[⑬]。刺脊间，中髓，为伛。刺乳上[⑭]，中乳房，为肿，根蚀[⑮]。刺缺盆中内陷，气泄，令人喘咳逆。刺手鱼腹内陷，为肿。

无刺大醉，令人气乱。无刺大怒，令人气逆。无刺大劳人，无刺新饱人，无刺大饥人，无刺大渴人，无刺大惊人。

刺阴股中大脉，血出不止死。刺客主人[⑯]内陷中脉，为内漏[⑰]、为聋。刺膝髌出液，为跛。刺臂太阴脉，出血多立死。刺足少阴脉，重虚[⑱]出血，为舌难以言。刺膺中陷，中肺，为喘逆仰息。刺肘中内陷，气归之[⑲]，为不屈伸。刺阴股下三寸内陷，令人遗溺。刺掖下胁间内陷，令人咳。刺少腹，中膀胱，溺出，令人少腹满。刺腨肠内陷为肿。刺匡上陷骨中脉，为漏为盲。刺关节中液出，不得屈伸。

注释

①禁数：禁，禁忌。禁数，禁止针刺的地方有多少。

②肝生于左，肺藏于右：肝主春生之气，应于东方，东方为左，所以肝生于左；同理，肺主秋收之气，应于西方，西方为右，所以肺藏于右。

③心部于表：部，安排、布置，引申为调节。心在五行属火，心部于表，指心调节在表的阳气。

④肾治于里：肾在五行中属水，调节在里的阴气。

⑤脾为之使：使，指脾的转输功能。脾主运化，输送水谷精微营养至全身，所以脾为之使。

⑥胃为之市：市，即市场。形容胃受纳水谷犹如货物集中于市场。

⑦父母：指心肺两脏。

⑧小心：这里指肾脏。

⑨跗上：足背。

⑩溜脉：指与眼睛相通的经脉。

⑪脑户：穴位名，位于枕骨上，强间穴后一寸五分处。

⑫舌下：即廉泉穴。

⑬鼠仆：指腹股沟。

⑭乳上：即乳中穴，位于乳头中央。

⑮根蚀：根，乳根，指乳房内部；蚀，腐蚀的意思。

⑯客主人：穴位名，属足少阳胆经，又叫上关。

⑰内漏：指耳内化脓流出。

⑱重虚：指肾气原本已经很虚弱，误刺后使肾气更虚。

⑲气归之：气归聚于局部。这里是指因为针刺不当，使气血凝聚不散。

针解篇

原文

黄帝问曰：愿闻九针之解，虚实之道。岐伯对曰：刺虚则实之者，针下热也，气实乃热也。满而泄之者，针下寒也，气虚乃寒也。菀陈则除之者，出恶血也。邪盛则虚之者，出针勿按。徐而疾则实者，徐出针而疾按之；疾而徐则虚者，疾出针而徐按之。言实与虚者，寒温气多少也。若无若有者，疾不可知也。察后与先者，知病先后也。为虚与实者，工勿失其法。若得若失者，离其法也。虚实之要，九针最妙者，为其各有所宜也。补泻之时者，与气开阖相合也。九针之名，各不同形者，针穷其所当补泻也。

刺实须其虚者，留针阴气隆至，乃去针也；刺虚须其实者，阳气隆至，针下热，乃去针也。经气已至，慎守勿失者，勿变更也。深浅在志者，知病之内外也。远近如一[①]者，深浅其候等也。如临深渊者，不敢墯也。手如握虎者，欲其壮也。神无营于众物者，静志观病人，无左右视也。义无邪下者，欲端以正也。必正其神者[②]，欲瞻病人目，制其神，令气易行也。所谓三里者，下膝三寸也。所谓跗之者，举膝分易见也。巨虚者，跻足骺独陷者。下廉者，陷下者也。

帝曰：余闻九针，上应天地四时阴阳，愿闻其方，令可传于后世以为常也。岐伯曰：夫一天、二地、三人、四时、五音[③]、六律、七星、八风[④]、九野，身形亦应之，针各有所宜，故曰九针。人皮应天，人肉应地，人脉应人，人筋应时，人声应音，人阴阳合气应律，人齿面目应星，人出入气应风，人九窍三百六十五络应野。故一针皮，二针肉，三针脉，四针筋，五针骨，六针调阴阳，七针益精，八针除风，九针通九窍，除三百六十五节气。此之谓各有所主也。人心意应八风，人气应天，人发齿耳目

五声应五音六律，人阴阳脉血气应地，人肝目应之九。

注释

①近远如一：近远，指针刺的深浅；如一，指候气的法则一样。

②正其神：正，端正，引申为控制。即控制病人的精神活动。

③五音：也称为“五声”，即中国古代五音声宫、商、角、徵、羽。

④八风：指八方之风。

示从容论篇

原文

黄帝燕坐[1]，召雷公而问之曰：汝受术诵书者，若能览观杂学，及于比类，通合道理，为余言子所长，五脏六腑，胆胃大小肠，脾胞膀胱，脑髓涕唾，哭泣悲哀，水所从行，此皆人之所生，治之过失，子务明之，可以十全，即不能知，为世所怨。

雷公曰：臣请诵脉经上下篇，甚众多矣。别异比类，犹未能以十全，又安足以明之？

帝曰：子别试通五脏之过，六腑之所不和，针石之败，毒药所宜，汤液滋味，具言其状，悉言以对，请问不知。

雷公曰：肝虚、肾虚、脾虚皆令人体重烦冤[2]，当投毒药刺灸砭石汤液，或已或不已，愿闻其解。

帝曰：公何年之长，而问之少，余真问以自谬也。

吾问子窈冥，子言上下篇以对，何也？

夫脾虚浮似肺，肾小浮似脾，肝急沉散似肾，此皆工之所时乱也，然从容得之。

若夫三脏土木水参居，此童子之所知，问之何也？

雷公曰：于此有人，头痛、筋挛、骨重，怯然少气，哕、

噫、腹满，时惊不嗜卧，此何脏之发也？脉浮而弦，切之石坚，不知其解，复问所以三脏者，以知其比类也。

帝曰：夫从容之谓也，夫年长则求之于腑，年少则求之于经，年壮则求之于脏。今子所言皆失。八风菀热，五脏消烁，传邪相受。夫浮而弦者，是肾不足也；沉而石者，是肾气内著也；怯然少气者，是水道不行，形气消索也。咳嗽烦冤者，是肾气之逆也。一人之气，病在一脏也。若言三脏俱行，不在法也。

雷公曰：于此有人，四肢解堕，喘咳血泄，而愚诊之以为伤肺，切脉浮大而紧，愚不敢治。粗工下砭石，病愈，多出血，血止身轻，此何物也？帝曰：子所能治，知亦众多，与此病失矣。譬以鸿飞，亦冲于天[③]。

夫圣人之治病，循法守度，援物比类，化之冥冥，循上及下，何必守经。

今夫脉浮大虚者，是脾气之外绝，去胃外归阳明也。

夫二火不胜三水，是以脉乱而无常也。

四支解堕，此脾精之不行也。喘咳者，是水气并阳明也。血泄者，脉急血无所行也。若夫以为伤肺者，由失以狂也。不引比类，是知不明也。

夫伤肺者，脾气不守，胃气不清，经气不为使，真脏坏决，经脉傍绝，五脏漏泄，不衄则呕，此二者不相类也。

譬如天之无形，地之无理，白与黑相去远矣。

是失吾过矣，以子知之，故不告子，明引比类从容，是以名曰诊轻，是谓至道也。

注释

①燕坐：燕，安闲的意思。燕坐，即安闲地坐着。

②烦冤：即心胸烦乱之意。

③譬以鸿飞，亦冲于天：譬如鸿雁，有时也会飞到高空。指粗工治病的成功犹如鸿雁冲天，是偶然所得。

阴阳类论篇

原文

孟春始至[①]，黄帝燕坐，临观八极，正八风之气，而问雷公曰：阴阳之类，经脉之道，五中所主，何脏最贵？雷公对曰：春甲乙青，中主肝，治七十二日，是脉之主时，臣以其脏最贵。

帝曰：却念上下经，阴阳从容，子所言贵，最其下也。

雷公致斋[②]七日，旦复侍坐。帝曰：三阳为经，二阳为维，一阳为游部，此知五脏终始。三阴为表，二阴为里，一阴至绝，作朔晦[③]，却具合以正其理。

雷公曰：受业未能明。帝曰：所谓三阳者，太阳为经。三阳脉至手太阴，弦浮而不沉，决以度，察以心，合之阴阳之论。所谓二阳者阳明也，至手太阴，弦而沉急不鼓，炅至以病皆死。一阳者少阳也，至手太阴，上连人迎，弦急悬不绝，此少阳之病也，专阴则死。

三阴者，六经之所主也。交于太阴、伏鼓不浮，上空志心。二阴至肺，其气归膀胱，外连脾胃。一阴独至，经绝，气浮，不鼓，钩而滑。此六脉者，乍阴乍阳，交属相并[④]，缪通五脏，合于阴阳。先至为主，后至为客。

雷公曰：臣悉尽意，受传经脉，颂得从容之道，以合从容，不知阴阳，不知雌雄。帝曰：三阳为父，二阳为卫，一阳为纪；三阴为母，二阴为雌，一阴为独使。

二阳一阴，阳明主病，不胜一阴，脉软而动，九窍皆沉。

三阳一阴，太阳脉胜，一阴不为止，内乱五脏，外为惊骇。

二阴二阳病在肺，少阴脉沉，胜肺伤脾，外伤四支。

二阴二阳皆交至，病在肾，骂詈妄行，巅疾为狂。

二阴一阳，病出于肾。阴气客游于心，脘下空窍，堤闭塞不通，四支别离。

一阴一阳代绝，此阴气至心，上下无常，出入不知，喉咽干燥，病在土脾。

二阳三阴，至阴皆在，阴不过阳，阳气不能止阴，阴阳并绝，浮为血瘕，沉为脓附。阴阳皆壮，下至阴阳，上合昭昭，下合冥冥，诊决死生之期，遂合岁首。

雷公曰：请问短期。黄帝不应。雷公复问。黄帝曰：在经论中。雷公曰：请闻短期。黄帝曰：冬三月之病，病合于阳者，至春正月，脉有死征，皆归出春。

冬三月之病，在理已尽，草与柳叶皆杀，春阴阳皆绝，期在孟春。

春三月之病曰阳杀，阴阳皆绝，期在草干。

夏三月之病，至阴不过十日，阴阳交，期在溓水[⑤]。

秋三月之病，三阳俱起，不治自已。阴阳交合者，立不能坐，坐不能起。三阳独至，期在石水。二阴独至，期在盛水。

注释

①孟春始至：孟春，即农历正月。孟春始至，指立春当日。

②斋：即斋戒，古人在祭祀或者举行典礼前整洁身心示庄重。

③朔晦：朔，农历每月初一；晦，农历每月最后一日。

④交属相并：属，联合；并，会聚。指各种脉象交联会聚于寸口。

⑤溓水：在初冬结薄冰的时候。

方盛衰论篇

原文

雷公请问：气之多少，何者为逆，何者为从？黄帝答曰：阳从左，阴从右，老从上，少从下，是以春夏归阳为生，归秋冬为死，反之则归秋冬为生，是以气多少，逆皆为厥。

问曰：有余者厥耶？答曰：一上不下，寒厥到膝，少者秋冬

死，老者秋冬生。气上不下，头痛巅疾，求阳不得，求阴不审，五部隔无征，若居旷野，若伏空室，绵绵乎属不满日。

是以少气之厥，令人妄梦，其极至迷。三阳绝，三阴微，是为少气。

是以肺气虚，则使人梦见白物，见人斩血借借[①]。得其时则梦见兵战。

肾气虚，则使人梦见舟船溺人，得其时则梦伏水中，若有畏恐。

肝气虚，则梦见菌香生草，得其时则梦伏树下不敢起。

心气虚，则梦救火阳物，得其时则梦燔灼。

脾气虚，则梦饮食不足，得其时则梦筑垣盖屋。

此皆五脏气虚，阳气有余，阴气不足，合之五诊，调之阴阳，以在《经脉》。

诊有十度[②]，度人脉度、脏度、肉度、筋度、俞度。阴阳气尽，人病自具。脉动无常，散阴颇阳，脉脱不具，诊无常行。诊必上下，度民君卿，受师不卒，使术不明，不察逆从，是为妄行，持雌失雄，弃阴附阳，不知并合，诊故不明，传之后世，反论自章。

至阴虚，天气绝；至阳盛，地气不足。阴阳并交，至人之所行。阴阳并交者，阳气先至，阴气后至。

是以圣人持诊之道，先后阴阳而持之，奇恒之势，乃六十首，诊合微之事[③]，追阴阳之变，章五中之情，其中之论，取虚实之要，定五度之事，知此乃足以诊。

是以切阴不得阳，诊消亡；得阳不得阴，守学不湛。知左不知右，知右不知左，知上不知下，知先不知后，故治不久。知丑知善，知病知不病，知高知下，知坐知起，知行知止，用之有纪，诊道乃具，万世不殆。

起所有余，知所不足，度事上下，脉事因格。是以形弱气虚死；形气有余，脉气不足死；脉气有余，形气不足生。

是以诊有大方，坐起有常，出入有行[④]，以转神明，必清必净，上观下观，司八正邪[⑤]，别五中部，按脉动静，循尺滑涩寒温之意，视其大小，合之病能，逆从以得，复知病名，诊可十全，不失人情。故诊之或视息视意，故不失条理，道甚明察，故能长久。不知此道，失经绝理，亡言妄期，此谓失道。

注释

①偕偕：杂乱众多的意思。

②十度：度，衡量。十度，指脉度、脏度、肉度、筋度、俞度各有二。

③合微之事：就是把各种诊察所得到的细微的临床资料结合起来。

④出入有行：指一举一动必须保持医生的品德。

⑤司八正邪：司，候察；八正，指八节；邪，指不正之气。

九针十二原

原文

黄帝问于岐伯曰：余子万民，养百姓而收其租税；余哀其不给而属有疾病。余欲勿使被毒药[①]，无用砭石，欲以微针通其经脉，调其血气，营其逆顺出入之会。令可传于后世，必明为之法，令终而不灭，久而不绝，易用难忘，为之经纪。异其章，别其表里，为之终始。令各有形，先立针经。愿闻其情。

岐伯答曰：臣请推而次之，令有纲纪，始于一，终于九焉。请言其道。小针之要，易陈而难入。粗守形，上守神。神乎神，客在门。未睹其疾，恶知其原？刺之微在速迟。粗守关，上守机，机之动，不离其空。空中之机，清静而微。其来不可逢，其往不可追。知机之道者，不可挂以发。不知机道[②]，叩之不发。知其往来，要与之期。粗之暗乎，妙哉工独有之。往者为逆，来者为顺，明知逆顺，正行无问。逆而夺之，恶得无虚？追而济之，恶得无实？迎之随之，以意和之，针道毕矣。

凡用针者，虚则实之，满则泄之，宛陈则除之，邪胜则虚之。《大要》曰：徐而疾则实，疾而徐则虚。言实与虚，若有若无。察后与先，若存若亡。为虚与实，若得若失。

虚实之要，九针最妙，补泻之时，以针为之。泻曰：必持内之，放而出之，排阳得针，邪气得泄。按而引针，是谓内温[③]，血不得散，气不得出也。补曰：随之，意若妄之。若行若按，如蚊虻止，如留如还，去如弦绝，令左属右，其气故止，外门已闭，中气乃实，必无留血，急取诛之。

持针之道，坚者为宝。正指直刺，无针左右。神在秋毫，属意

病者。审视血脉，刺之无殆。方刺之时，必在悬阳，及与两卫。神属勿去，知病存亡。血脉者在俞横居，视之独澄，切之独坚。

九针之名，各不同形。一曰镵针，长一寸六分；二曰圆针，长一寸六分；三曰鍉针，长三寸半；四曰锋针，长一寸六分；五曰铍针，长四寸，广二分半；六曰圆利针，长一寸六分；七曰毫针，长三寸六分；八曰长针，长七寸；九曰大针，长四寸。镵针者，头大末锐，去泻阳气；圆针者，针如卵形，揩摩分间，不得伤肌肉，以泻分气；鍉针者，锋如黍粟之锐，主按脉勿陷，以致其气；锋针者，刃三隅以发痼疾；铍针者，末如剑锋，以取大脓；圆利针者，大如氂④，且圆且锐，中身微大，以取暴气；毫针者，尖如蚊虻喙，静以徐往，微以久留之而养，以取痛痹；长针者，锋利身薄，可以取远痹；大针者，尖如梃，其锋微圆，以泻机关之水也。九针毕矣。

夫气之在脉也，邪气在上，浊气在中，清气在下。故针陷脉则邪气出，针中脉则浊气出，针太深则邪气反沉，病益。故曰：皮肉筋脉，各有所处。病各有所宜，各不同形，各以任其所宜。无实无虚，损不足而益有余，是谓甚病。病益甚，取五脉者死，取三脉者恇；夺阴者死，夺阳者狂。针害毕矣。

刺之而气不至，无问其数。刺之而气至，乃去之，勿复针。针各有所宜，各不同形，各任其所为。刺之要，气至而有效，效之信，若风之吹云，明乎若见苍天，刺之道毕矣。

黄帝曰：愿闻五脏六腑所出之处。

岐伯曰：五脏五俞，五五二十五俞；六腑六俞，六六三十六俞。经脉十二，络脉十五，凡二十七气，以上下。所出为井，所溜为荥，所注为俞，所行为经，所入为合。二十七气所行，皆在五俞也。

节之交，三百六十五会，知其要者，一言而终，不知其要，流散无穷。所言节者，神气之所游行出入也，非皮肉筋骨也。

睹其色，察其目，知其散复。一其形，听其动静，知其邪

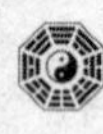

正。右主推之，左持而御之，气至而去之。

凡将用针，必先诊脉，视气之剧易，乃可以治也。五脏之气已绝于内，而用针者反实其外，是谓重竭[⑤]。重竭必死，其死也静。治之者辄反其气，取腋与膺。五脏之气已绝于外，而用针者反实其内，是谓逆厥。逆厥则必死，其死也躁。治之者反取四末。刺之害中而不去，则精泄；不中而去，则致气。精泄则病益甚而恇，致气则生为痈疡。

五脏有六腑，六腑有十二原，十二原出于四关，四关主治五脏。五脏有疾，当取之十二原。十二原者，五脏之所以禀三百六十五节气味也。五脏有疾也，应出十二原，而原各有所出。明知其原，睹其应，而知五脏之害矣。阳中之少阴，肺也，其原出于太渊，太渊二。阳中之太阳，心也，其原出于大陵，大陵二。阴中之少阳，肝也，其原出于太冲，太冲二。阴中之至阴，脾也，其原出于太白，太白二。阴中之太阴，肾也，其原出于太溪，太溪二。膏之原，出于鸠尾，鸠尾一。肓之原，出于脖胦[⑥]，脖胦一。凡此十二原者，主治五脏六腑之有疾者也。

胀取三阳，飧泄取三阴。

今夫五脏之有疾也，譬犹刺也，犹污也，犹结也，犹闭也。刺虽久犹可拔也，污虽久犹可雪也，结虽久犹可解也，闭虽久犹可决也。或言久疾之不可取者，非其说也。夫善用针者，取其疾也，犹拔刺也，犹雪污也，犹解结也，犹决闭也。疾虽久，犹可毕也。言不可治者，未得其术也。

刺诸热者，如以手探汤[⑦]；刺寒清者，如人不欲行。阴有阳疾者，取之下陵三里，正往无殆，气下乃止，不下复始也。疾高而内者，取之阴之陵泉；疾高而外者，取之阳之陵泉也。

注释

①毒药：古人将可以治疗疾病的药物通称为毒药。

②机道：经气循行的规律。

③内温：指气血蕴蓄于内，此处当理解为邪气留于体内。

④氂：音同“毛”，指牦牛尾之毛。

⑤重竭：指虚上加虚，造成阴亡。

⑥脖胦：任脉气海穴的别名，在脐下一寸五分处。

⑦以手探汤：用手试探沸水，意手法轻盈且迅速，一触即还。

本　输

原文

黄帝问于岐伯曰：凡刺之道，必通十二经络之所终始，络脉之所别处，五输之所留，六腑之所与合，四时之所出入，五脏之所溜处，阔数之度，浅深之状，高下[①]所至。愿闻其解。

岐伯曰：请言其次也。肺出于少商，少商者，手大指端内侧也，为井木；溜于鱼际，鱼际者，手鱼[②]也，为荥；注于太渊，太渊，鱼后一寸陷者中也，为输；行于经渠，经渠，寸口中也，动而不居为经；入于尺泽，尺泽，肘中之动脉也，为合。手太阴经也。

心出于中冲，中冲，手中指之端也，为井木；溜于劳宫，劳宫，掌中中指本节之内间也，为荥；注于大陵，大陵，掌后两骨之间方下者也，为输；行于间使，间使之道，两筋之间，三寸之中也，有过则至，无过则止，为经；入于曲泽，曲泽，肘内廉下陷者之中也，屈而得之，为合。手少阴也。

肝出于大敦，大敦者，足大趾之端，及三毛[③]之中也，为井木；溜于行间，行间，足大趾间也，为荥；注于太冲，太冲，行间上二寸陷者之中也，为输；行于中封，中封，内踝之前一寸半，陷者之中，使逆则宛，使和则通，摇足而得之，为经；入于曲泉，曲泉，辅骨之下，大筋之上也，屈膝而得之，为合。足厥阴也。

脾出于隐白，隐白者，足大趾之端内侧也，为井木；溜于大都，大都，本节之后下陷者之中也，为荥；注于太白，太白，腕骨之下也，为输；行于商丘，商丘，内踝之下陷者之中也，为

经；入于阴之陵泉，阴之陵泉，辅骨之下陷者之中也，伸而得之，为合。足太阴也。

肾出于涌泉，涌泉者足心也，为井木；溜于然谷，然谷，然骨之下者也，为荥；注于太溪，太溪，内踝之后，跟骨之上，陷中者也，为输；行于复溜，复溜，上内踝二寸，动而不休[④]，为经；入于阴谷，阴谷，辅骨之后，大筋之下，小筋之上也，按之应手，屈膝而得之，为合。足少阴经也。

膀胱出于至阴，至阴者，足小趾之端也，为井金；溜于通谷，通谷，本节之前外侧也，为荥；注于束骨，束骨，本节之后陷者中也，为输；过于京骨，京骨，足外侧大骨之下，为原；行于昆仑，昆仑，在外踝之后，跟骨之上，为经；入于委中，委中，腘中央，为合，委而取之。足太阳也。

胆出于窍阴，窍阴者，足小趾次趾之端也，为井金；溜于侠溪，侠溪，足小趾次趾之间也，为荥；注于临泣，临泣，上行一寸半，陷者中也，为输；过于丘墟，丘墟，外踝之前下陷者中也，为原。行于阳辅，阳辅，外踝之上辅骨之前及绝骨[⑤]之端也，为经；入于阳之陵泉，阳之陵泉，在膝外陷者中也，为合，伸而得之。足少阳也。

胃出于厉兑，厉兑者，足大趾内次趾之端也，为井金；溜于内庭，内庭，次趾外间也，为荥；注于陷谷，陷谷者，上中指内间上行二寸陷者中也，为输；过于冲阳，冲阳，足跗上五寸陷者中也，为原，摇足而得之；行于解溪，解溪，上冲阳一寸半陷者中也，为经；入于下陵，下陵，膝下三寸胻骨外三里也，为合；复下三里三寸，为巨虚上廉[⑥]，复下上廉三寸，为巨虚下廉也；大肠属上，小肠属下，足阳明胃脉也。大肠小肠，皆属于胃，是足阳明也。

三焦者，上合手少阳，出于关冲，关冲者，手小指次指之端也，为井金；溜于液门，液门，小指次指之间也，为荥；注于中渚，中渚，本节之后陷者中也，为输；过于阳池，阳池，在腕上

陷者之中也，为原；行于支沟，支沟，上腕三寸两骨之间陷者中也，为经；入于天井，天井，在肘外大骨之上陷者中也，为合，屈肘乃得之；三焦下腧在于足大趾之前，少阳之后，出于腘中外廉，名曰委阳，是太阳络也，手少阳经也。三焦者，足少阳太阴之所将，太阳之别也，上踝五寸，别入贯腨肠，出于委阳，并太阳之正[7]，入络膀胱，约下焦，实则闭癃，虚则遗溺，遗溺则补之，闭癃则泻之。

小肠者，上合手太阳，出于少泽，少泽，小指之端也，为井金；溜于前谷，前谷，在手外廉本节前陷者中也，为荥；注于后溪，后溪者，在手外侧本节之后也，为输；过于腕骨，腕骨，在手外侧腕骨之前，为原；行于阳谷，阳谷，在锐骨之下陷者中也，为经；入于小海，小海，在肘内大骨之外，去肘端半寸，陷者中也，伸臂而得之，为合。手太阳经也。

大肠上合手阳明，出于商阳，商阳，大指次指之端也，为井金；溜于本节之前二间，为荥；注于本节之后三间，为输；过于合谷，合谷，在大指歧骨之间，为原；行于阳溪，阳溪，在两筋间陷者中也，为经；入于曲池，曲池，在肘外辅骨陷者中，屈臂而得之，为合。手阳明也。

是谓五脏六腑之腧，五五二十五腧，六六三十六腧也。六腑皆出足之三阳，上合于手者也。

缺盆之中，任脉也，名曰天突。一次，任脉侧之动脉，足阳明也，名曰人迎；二次脉，手阳明也，名曰扶突；三次脉，手太阳也，名曰天窗；四次脉，足少阳也，名曰天容；五次脉，手少阳也，名曰天牖；六次脉，足太阳也，名曰天柱；七次脉，项中央之脉，督脉也，名曰风府。腋内动脉手太阴也，名曰天府。腋下三寸手心主也，名曰天池。

刺上关者，呿不能欠。刺下关者，欠不能呿。刺犊鼻者，屈不能伸。刺两关者，伸不能屈。

足阳明，挟喉之动脉也，其腧在膺[8]中。手阳明，次在其腧

外，不至曲颊一寸。手太阳当曲颊。足少阳在耳下曲颊之后。手少阳出耳后，上加完骨之上。足太阳，挟项大筋之中发际。

阴尺动脉，在五里，五输之禁也。

肺合大肠，大肠者，传道之腑。心合小肠，小肠者，受盛之腑。肝合胆，胆者中精之腑。脾合胃，胃者五谷之腑。肾合膀胱，膀胱者津液之腑也。少阳属肾，肾上连肺，故将两脏。三焦者，中渎之腑也，水道出焉，属膀胱，是孤之腑也，是六腑之所与合者。

春取络脉诸荥大经分肉之间，甚者深取之，间者浅取之。夏取诸腧孙络[9]肌肉皮肤之上。秋取诸合，余如春法。冬取诸井诸腧之分，欲深而留之。此四时之序，气之所处，病之所舍，针之所宜。转筋者，立而取之，可令遂已。痿厥者，张而刺之，可令立快也。

注释

①高下：高，指头目；下，指肢体末端。高下，即人体上下。

②手鱼：指手腕与大拇指本节之间的部位，有肌肉隆起，形状如鱼，称为“手鱼”。

③三毛：在大脚趾第一节背面，趾甲根之后。

④动而不休：意思是跳动不停，为动脉搏动。

⑤绝骨：相当于腓骨下端。

⑥巨虚上廉：指上巨虚穴。巨虚下廉即指下巨虚穴。

⑦太阳之正：指足太阳膀胱经本经。

⑧膺：指胸前两旁的高处。

⑨孙络：孙有细小之意，络有网络之意。孙络是最细小的支络，像网一样联系在诸经之间。

邪气脏腑病形

原文

黄帝问于岐伯曰：邪气之中人也奈何？岐伯答曰：邪气之中人高也。

黄帝曰：高下有度乎？岐伯曰：身半以上者，邪[①]中之也。身半已下者，湿中之也。故曰：邪之中人也。无有常，中于阴则溜于腑，中于阳则溜于经。

黄帝曰：阴之与阳也，异名同类，上下相会，经络之相贯，如环无端。邪之中人，或中于阴，或中于阳，上下左右，无有恒常，其故何也？

岐伯曰：诸阳之会，皆在于面。中人也，方乘虚时及新用力，若饮食汗出，腠理开而中于邪。中于面，则下阳明。中于项，则下太阳。中于颊，则下少阳。其中于膺背两胁，亦中其经。

黄帝曰：其中于阴，奈何？岐伯答曰：中于阴者，常从臂胻[②]始。夫臂与胻，其阴皮薄，其肉淖泽，故俱受于风，独伤其阴。

黄帝曰：此故伤其脏乎？岐伯答曰：身之中于风也，不必动脏。故邪入于阴经，则其脏气实，邪气入而不能客，故还之于腑。故中阳则溜于经，中阴则溜于腑。

黄帝曰：邪之中人脏奈何？岐伯曰：愁忧恐惧则伤心。形寒寒饮[③]则伤肺，以其两寒相感，中外皆伤，故气逆而上行。有所堕坠，恶血留内；若有所大怒，气上而不下，积于胁下，则伤肝。有所击仆，若醉入房，汗出当风，则伤脾。有所用力举重，若入房过度，汗出浴水，则伤肾。

黄帝曰：五脏之中风，奈何？岐伯曰：阴阳[④]俱感，邪乃得往。黄帝曰：善哉。

黄帝问于岐伯曰：首面与身形也，属骨连筋，同血合于气耳。天寒则裂地凌冰，其卒寒，或手足懈惰[5]，然而其面不衣，何也？岐伯答曰：十二经脉，三百六十五络，其血气皆上于面而走空窍。其精阳气上走于目而为睛。其别气走于耳而为听。其宗气上出于鼻而为臭。其浊气出于胃，走唇舌而为味。其气之津液，皆上熏于面，而皮又厚，其肉坚，故天气甚寒，不能胜之也。

黄帝曰：邪之中人，其病形何如？岐伯曰：虚邪之中身也，洒淅动形。正邪之中人也，微，先见于色，不知于身，若有若无，若亡若存，有形无形，莫知其情。黄帝曰：善哉。

黄帝问于岐伯曰：余闻之，见其色，知其病，命曰明。按其脉，知其病，命曰神。问其病，知其处，命曰工。余愿闻见而知之，按而得之，问而极之，为之奈何？

岐伯答曰：夫色脉与尺之相应也，如桴[6]鼓影响之相应也，不得相失也，此亦本末根叶之出候也，故根死则叶枯矣。色脉形肉，不得相失也。故知一则为工，知二则为神，知三则神且明矣。

黄帝曰：愿卒闻之。岐伯答曰：色青者，其脉弦也；赤者，其脉钩也；黄者，其脉代也；白者，其脉毛；黑者，其脉石。见其色而不得其脉，反得其相胜之脉[7]，则死矣；得其相生之脉[8]，则病已矣。

黄帝问于岐伯曰：五脏之所生，变化之病形何如？

岐伯答曰：先定其五色五脉之应，其病乃可别也。

黄帝曰：色脉已定，别之奈何？

岐伯说：调其脉之缓、急、小、大、滑、涩，而病变定矣。

黄帝曰：调之奈何？岐伯答曰：脉急者，尺之皮肤亦急；脉缓者，尺之皮肤亦缓；脉小者，尺之皮肤亦减而少气；脉大者，尺之皮肤亦贲而起；脉滑者，尺之皮肤亦滑；脉涩者，尺之皮肤亦涩。凡此变者，有微有甚。故善调尺者，不待于寸，善调脉

者，不待于色。能参合而行之者，可以为上工，上工十全九。行二者，为中工，中工十全七。行一者，为下工，下工十全六。

黄帝曰：请问脉之缓、急，小、大，滑、涩之病形何如？

岐伯曰：臣请言五脏之病变也。心脉急甚者为瘛疭[⑨]；微急，为心痛引背，食不下。缓甚，为狂笑；微缓，为伏梁，在心下，上下行，时唾血。大甚，为喉吤；微大，为心痹引背，善泪出。小甚为善哕，微小为消瘅。滑甚为善渴；微滑为心疝，引脐，小腹鸣。涩甚为喑；微涩为血溢，维厥耳鸣，颠疾。

肺脉急甚，为癫疾；微急，为肺寒热，怠惰，咳唾血，引腰背胸，若鼻息肉不通。缓甚，为多汗；微缓，为痿瘘，偏风，头以下汗出不可止。大甚，为胫肿；微大，为肺痹，引胸背，起恶日光。小甚，为泄；微小，为消瘅。滑甚，为息贲上气；微滑，为上下出血。涩甚，为呕血；微涩，为鼠瘘，在颈支腋之间，下不胜其上，其应善酸矣。

肝脉急甚者为恶言；微急为肥气在胁下，若覆杯。缓甚为善呕，微缓为水瘕痹也。大甚为内痈，善呕衄；微大为肝痹，阴缩，咳引小腹。小甚为多饮，微小为消瘅。滑甚为㿗疝，微滑为遗溺。涩甚为溢饮，微涩为瘈挛筋痹。

脾脉急甚为瘛疭；微急为膈中，食饮入而还出，后沃沫[⑩]。缓甚为痿厥；微缓为风痿，四肢不用，心慧然若无病。大甚为击仆；微大为痞气，腹里大脓血在肠胃之外。小甚为寒热，微小为消瘅。滑甚为㿗癃，微滑为虫毒蛕蝎腹热。涩甚为肠㿗；微涩为内㿗，多下脓血。

肾脉急甚为骨癫疾；微急为沉厥奔豚，足不收，不得前后。缓甚为折脊；微缓为洞，洞者，食不化，下嗌还出。大甚为阴痿；微大为石水，起脐已下至小腹腄腄然，上至胃脘，死不治。小甚为洞泄，微小为消瘅。滑甚为癃㿗；微滑为骨痿，坐不能起，起则目无所见。涩甚为大痈；微涩为不月，沉痔。

黄帝曰：病之六变者，刺之奈何？岐伯曰：诸急者多寒；缓

者多热；大者多气少血；小者血气皆少；滑者阳气盛，微有热；涩者多血、少气，微有寒。是故刺急者，深内而久留之；刺缓者，浅内而疾发针，以去其热；刺大者，微泻其气，无出其血；刺滑者，疾发针而浅内之，以泻其阳气而去其热；刺涩者，必中其脉，随其逆顺而久留之，必先按而循之，已发针，疾按其痏，无令其血出，以和其脉；诸小者，阴阳形气俱不足，勿取以针而调以甘药也。

黄帝曰：余闻五脏六腑之气，荥、输所入为合，令何道从入，入安连过，愿闻其故。岐伯答曰：此阳脉之别入于内，属于府者也。

黄帝曰：荥输与合，各有名乎？岐伯答曰：荥输治外经[11]，合治内府。

黄帝曰：治内腑奈何？岐伯曰：取之于合。

黄帝曰：合各有名乎？岐伯答曰：胃合于三里，大肠合入于巨虚上廉，小肠合入于巨虚下廉，三焦合入于委阳，膀胱合入于委中央，胆合入于阳陵泉。

黄帝曰：取之奈何？岐伯答曰：取之三里者，低跗取之；巨虚者，举足取之；委阳者，屈伸而索之；委中者，屈而取之；阳陵泉者，正竖膝，予之齐，下至委阳之阳取之；取诸外经者，揄申而从之。

黄帝曰：愿闻六腑之病。岐伯答曰：面热者足阳明病，鱼络血者手阳明病，两跗之上脉竖陷者，足阳明病，此胃脉也。

大肠病者，肠中切痛，而鸣濯濯。冬日重感于寒即泄，当脐而痛，不能久立，与胃同候，取巨虚上廉。

胃病者，腹䐜胀，胃脘当心而痛，上肢两胁，膈咽不通，食饮不下，取之三里也。

小肠病者，小腹痛，腰脊控睾而痛，时窘之后，当耳前热，若寒甚，若独肩上热甚，及手小指次指之间热，若脉陷者，此其候也。手太阳病也，取之巨虚下廉。

三焦病者，腹气满，小腹尤坚，不得小便，窘急，溢则水留，即为胀。候在足太阳之外大络，大络在太阳少阳之间，亦见于脉，取委阳。

膀胱病者，小腹偏肿而痛，以手按之，即欲小便而不得，肩上热，若脉陷，及足小趾外廉及胫踝后皆热，若脉陷，取委中央。

胆病者，善太息，口苦，呕宿汁，心下淡淡，恐人将捕之，嗌中吤吤然，数唾。在足少阳之本末，亦视其脉之陷下者灸之；其寒热者取阳陵泉。

黄帝曰：刺之有道乎？岐伯答曰：刺此者，必中气穴，无中肉节。中气穴，则针染于巷[12]；中肉节，即皮肤痛。补泻反，则病益笃。中筋则筋缓，邪气不出，与其真相搏，乱而不去，反还内著。用针不审，以顺为逆也。

注释

①邪：此处的邪不能理解为传统意义上的六邪，而是与其后的“湿”对应，主要指风寒之邪。

②臂胻：指手臂和足胫。

③形寒寒饮：指身体感受外寒的同时，又内伤寒饮。

④阴阳：指属阳的五脏和属阴的六腑。

⑤懈惰：指因天气寒冷，手足麻木而缩手缩脚。

⑥桴：指击鼓用的槌子。

⑦相胜之脉：相胜就是相克。五行中木克土，火克金，土克水，金克木，水克火。按五行将五色、五脉配属，即肝属木，配青色、弦脉；心属火，配红色、钩脉；脾属土，配黄色、代脉；肺属金，配白色、毛脉；肾属水，配黑色、石脉。这样就能按五行相生相克进行配属，例如色青得毛脉：色青为肝，属木，毛脉为肺脉，属金，金克木，则毛脉在此即为相胜之脉。以此推算可得出各种情况下的相胜之脉。

⑧相生之脉：与相胜之脉相对。生为生养之意。五行中木生

火，火生土，土生金，金生水，水生木。将色、脉配属即可找出各自的相生之脉。

⑨瘛疭：筋脉挛急叫作瘛，筋脉弛长叫作疭。瘛疭可理解为一伸一缩的搐搦现象。

⑩沃沫：大便下厚沫，仍为脾失运化的后果。

⑪外经：指体表和经脉上的病症。因荥穴、输穴脉气浮现在清浅的部位，所以适合治疗体表、经脉上的病症。

⑫针染于巷：染，意为游。此句意为针刺入穴位后，医者的感觉有如针尖在空巷内来去自如。

根结

原文

岐伯曰：天地相感，寒暖相移，阴阳之道，孰少孰多？阴道偶，阳道奇。发于春夏，阴气少，阳气多，阴阳不调，何补何泻？发于秋冬，阳气少，阴气多，阴气盛而阳气衰，故茎叶枯槁，湿雨下归，阴阳相移，何泻何补？奇邪[①]离经，不可胜数，不知根结，五脏六腑，折关败枢，开合而走，阴阳大失，不可复取。九针之玄，要在终始；故能知终始，一言而毕，不知终始，针道咸绝。

太阳根于至阴，结于命门。命门者，目也。阳明根于厉兑，结于颡大。颡大者，钳耳也。少阳根于窍阴，结于窗笼。窗笼者，耳中也。太阳为开[②]，阳明为合，少阳为枢，故开折则肉节渎而暴病起矣。故暴病者，取之太阳，视有余不足。渎者，皮肉宛膲而弱也。合折，则气无所止息而痿疾起矣。故痿疾者，取之阳明，视有余不足。无所止息者，真气稽留，邪气居之也。枢折，即骨繇而不安于地。故骨繇者，取之少阳，视有余不足。骨繇者，节缓而不收也。所谓骨繇者，摇故也。当穷其本也。

太阴根于隐白，结于太仓。少阴根于涌泉，结于廉泉。厥阴

根于大敦，结于玉英，络于膻中。太阴为开，厥阴为合，少阳为枢。故开折，则仓廪无所输，膈洞[③]。膈洞者，取之太阴，视有余不足，故开折者，气不足而生病也。合折，即气绝而喜悲。悲者取之厥阴，视有余不足。枢折，则脉有所结而不通。不通者，取之少阴，视有余不足，有结者，皆取之不足。

足太阳根于至阴，溜于京骨，注于昆仑，入于天柱、飞扬也。足少阳根于窍阴，溜于丘墟，注于阳辅，入于天容、光明也。足阳明根于厉兑，溜于冲阳，注于下陵，入于人迎、丰隆也。手太阳根于少泽，溜于阳谷，注于小海，入于天窗、支正也。手少阳根于关冲，溜于阳池，注于支沟，入于天牖、外关也。手阳明根于商阳，溜于合谷，注于阳溪，入于扶突、偏历也。此所谓十二经者，盛络皆当取之。

一日一夜五十营，以营五脏之精，不应数者，名曰狂生[④]。所谓五十营者，五脏皆受气，持其脉口，数其至也。五十动而不一代者，五脏皆受气。四十动一代者，一脏无气。三十动一代者，二脏无气。二十动一代者，三脏无气。十动一代者，四脏无气。不满十动一代者，五脏无气。予之短期，要在终始。所谓五十动而不一代者，以为常也。以知五脏之期，予之短期者，乍数乍疏也。

黄帝曰：逆顺五体者，言人骨节之大小，肉之坚脆，皮之厚薄，血之清浊，气之滑涩，脉之长短，血之多少，经络之数，余已知之矣，此皆布衣匹夫之士也。夫王公大人，血食之君，身体柔脆，肌肉软弱，血气慓悍[⑤]滑利，其刺之徐疾浅深多少，可得同之乎。岐伯答曰：膏粱菽藿之味，何可同也？气滑即出疾，其气涩则出迟，气悍则针小而入浅，气涩则针大而入深，深则欲留，浅则欲疾。以此观之，刺布衣者，深以留之，刺大人者，微以徐之，此皆因气慓悍滑利也。

黄帝曰：形气之逆顺奈何？岐伯曰：形气不足，病气有余，是邪胜也，急泻之；形气有余，病气不足，急补之；形气不足，

病气不足，此阴阳气俱不足也，不可刺之，刺之则重不足。重不足则阴阳俱竭，血气皆尽，五脏空虚，筋骨髓枯，老者绝灭，壮者不复矣。形气有余，病气有余，此谓阴阳俱有余也。急泻其邪，调其虚实。故曰：有余者泻之，不足者补之，此之谓也。

故曰：刺不知逆顺，真邪相搏。满而补之，则阴阳四溢，肠胃充郭，肝肺内䐜，阴阳相错。虚而泻之，则经脉空虚，血气竭枯，肠胃㑊辟，皮肤薄着，毛腠夭膲，予之死期。

故曰：用针之要，在于知调阴与阳。调阴与阳，精气乃光，合形与气，使神内藏。故曰：上工平气，中工乱脉，下工绝气危生。故曰：下工不可不慎也，必审五脏变化之病，五脉之应，经络之实虚，皮之柔粗，而后取之也。

注释

①奇邪：不正的邪气，即违背四时规律的邪气。

②太阳为开：太阳为三阳之表，主表而为开。

③膈洞：膈，膈塞不通；洞，泻下无度。

④狂生：一种病态。指生理功能不正常，生命有危险。

⑤慓悍：这里用来形容气血运行疾利。

官　针[1]

原文

凡刺之要，官针最妙。九针之宜，各有所为，长、短、大、小，各有所施也。不得其用，病弗能移。病浅针深，内伤良肉，皮肤为痈；病深针浅，病气不泻，支为大脓。病小针大，气泻太甚，疾必为害；病大针小，气不泄泻，亦复为败。失针之宜，大者大泻，小者不移。已言其过，请言其所施。

病在皮肤无常处者，取以镵针于病所，肤白勿取。病在分肉间，取以圆针于病所。病在经络痼痹者，取以锋针。病在脉，气少，当补之者，取以鍉针于井荥分输。病为大脓者，取以铍针。

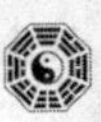

病痹气暴发者，取以圆利针。病痹气痛而不去者，取以毫针。病在中者，取以长针。病水肿不能通关节者，取以大针。病在五脏固居者，取以锋针，泻于井荥分输，取以四时。

凡刺有九，以应九变。一曰输刺，输刺者，刺诸经荥输脏输也；二曰远道刺，远道刺者，病在上，取之下，刺腑输也；三曰经刺，经刺者，刺大经[②]之结络经分也；四曰络刺，络刺者，刺小络之血脉也；五曰分刺，分刺者，刺分肉之间也；六曰大泻刺，大泻刺者，刺大脓以铍针也；七曰毛刺，毛刺者，刺浮痹皮肤也；八曰巨刺，巨刺者，左取右，右取左；九曰焠刺，焠刺者，刺燔针则取痹也。

凡刺有十二节，以应十二经。一曰偶刺，偶刺者，以手直心若背，直痛所，一刺前，一刺后，以治心痹。刺此者，傍针之也。二曰报刺，报刺者，刺痛无常处也。上下行者，直内无拔针，以左手随病所按之，乃出针，复刺之也。三曰恢刺，恢刺者，直刺傍之，举之前后，恢筋急，以治筋痹也。四曰齐刺，齐刺者，直入一，傍入二，以治寒气小深者；或曰三刺，三刺者，治痹气小深者也。五曰扬刺，扬刺者，正内一，傍内四，而浮之，以治寒气之博大者也。六曰直针刺，直针刺者，引皮乃刺之，以治寒气之浅者也。七曰输刺，输刺者，直入直出，稀发针而深之，以治气盛而热者也。八曰短刺，短刺者，刺骨痹，稍摇而深之，致针骨所，以上下摩骨也。九曰浮刺，浮刺者，傍入而浮之，以治肌急而寒者也。十曰阴刺，阴刺者，左右率刺之，以治寒厥；中寒厥，足踝后少阴也。十一曰傍针刺，傍针刺者，直刺傍刺各一，以治留痹久居者也。十二曰赞刺，赞刺者，直入直出，数发针而浅之，出血是谓治痈肿也。

脉之所居，深不见者，刺之微内针而久留之，以致其空脉气也。脉浅者，勿刺，按绝其脉乃刺之，无令精出，独出其邪气耳。

所谓三刺则谷气[③]出者，先浅刺绝皮，以出阳邪，再刺则阴

邪出者，少益深，绝皮致肌肉，未入分肉间也；已入分肉之间，则谷气出。故《刺法》曰：始刺浅之，以逐邪气，而来血气，后刺深之，以致阴气之邪，最后刺极深之，以下谷气。此之谓也。故用针者，不知年之所加，气之盛衰，虚实之所起，不可以为工也。

凡刺有五，以应五脏。一曰半刺，半刺者，浅内而疾发针，无针伤肉，如拔毛状，以取皮气，此肺之应也。

二曰豹文刺，豹文刺者，左右前后针之，中脉为故，以取经络之血者，此心之应也。

三曰关刺，关刺者，直刺左右尽筋上，以取筋痹，慎无出血，此肝之应也；或曰渊刺；一曰岂刺。

四曰合谷刺[4]，合谷刺者，左右鸡足，针于分肉之间，以取肌痹，此脾之应也。

五曰输刺，输刺者，直入直出，深内之至骨，以取骨痹，此肾之应也。

注释

①官针：根据病情，正确选用适宜的针具。以此命名正是强调正确使用九针的重要性。

②大经：指深部五脏六腑的经脉。

③谷气：一般指胃气，在这里指水谷精微运化而成的经脉之气。

④合谷刺：这里并不是指针刺合谷穴，而是指针刺分肉之间的部位。

本神

原文

黄帝问于岐伯曰：凡刺之法，先必本于神。血、脉、营、气、精、神，此五脏之所藏也。至其淫泆离脏[1]则精失、魂魄飞扬、志意恍乱、智虑去身者，何因而然乎？天之罪与？人之过乎？何谓德、气、生、精、神、魂、魄、心、意、志、思、智、虑？请问其故。

岐伯答曰：天之在我者德[②]也，地之在我者气也。德流气薄而生者也。故生之来谓之精，两精相搏谓之神，随神往来者谓之魂，并精而出入者谓之魄，所以任物者谓之心，心有所忆谓之意，意之所存谓之志，因志而存变谓之思，因思而远慕谓之虑，因虑而处物谓之智。

故智者之养生也，必顺四时而适寒暑，和喜怒而安居处，节阴阳而调刚柔。如是，则僻邪不至，长生久视。

是故怵惕思虑者则伤神，神伤则恐惧流淫而不止。因悲哀动中者，竭绝而失生。喜乐者，神惮散而不藏。愁忧者，气闭塞而不行。盛怒者，迷惑而不治。恐惧者，神荡惮而不收。

心，怵惕思虑则伤神，神伤则恐惧自失。破䐃脱肉，毛悴色夭，死于冬[③]。

脾，愁忧而不解则伤意，意伤则悗乱，四肢不举，毛悴色夭，死于春。

肝，悲哀动中则伤魂，魂伤则狂忘不精，不精则不正，当人阴缩而挛筋，两胁骨不举，毛悴色夭，死于秋。

肺，喜乐无极则伤魄，魄伤则狂，狂者意不存人，皮革焦，毛悴色夭，死于夏。

肾，盛怒而不止则伤志，志伤则喜忘其前言，腰脊不可以俯仰屈伸，毛悴色夭，死于季夏。

恐惧而不解则伤精，精伤则骨酸痿厥，精时自下。是故五脏主藏精者也，不可伤，伤则失守而阴虚；阴虚则无气，无气则死矣。

是故用针者，察观病人之态，以知精、神、魂、魄之存亡，得失之意，五者以伤，针不可以治之也。

肝藏血，血舍魂，肝气虚则恐，实则怒。

脾藏营，营舍意，脾气虚则四肢不用，五脏不安，实则腹胀经溲不利。

心藏脉，脉舍神，心气虚则悲，实则笑不休。

肺藏气，气舍魄，肺气虚则鼻塞不利少气，实则喘喝胸盈仰息[4]。

肾藏精，精舍志，肾气虚则厥，实则胀。五脏不安。必审五脏之病形，以知其气之虚实，谨而调之也。

注释

①淫泆离脏：淫，过度，这里指过度放纵。离脏，五脏所藏的血气精神耗散。

②德：天地万物的运化规律，如四季更替、万物盛衰的自然变化。

③死于冬：按五行配属，心属火，冬季为水，而水克火，因此心气在冬季受克更为虚弱，属于心的病症就会加重，如果不能耐受将会死亡。以下的“死于春”“死于秋”“死于夏”也为同理。

④胸盈仰息：胸部胀满、仰面呼吸的意思。

终　始

原文

凡刺之道，毕于终始，明知终始，五脏为纪，阴阳定矣。阴者主脏，阳者主腑，阳受气于四末，阴受气于五脏。故泻者迎之，补者随之，知迎知随，气可令和，和气之方，必通阴阳。五脏为阴，六腑为阳。传之后世，以血为盟[1]。敬之者昌，慢之者亡。无道行私，必得夭殃。

谨奉天道，请言终始。终始者，经脉为纪。持其脉口人迎[2]，以知阴阳有余不足，平与不平，天道毕矣。所谓平人者不病，不病者，脉口人迎应四时也，上下相应而俱往来也，六经之脉不结动也，本末之寒温之相守司也。形肉血气必相称也，是谓平人。

少气[③]者，脉口人迎俱少，而不称尺寸也。如是者，则阴阳俱不足，补阳则阴竭，泻阴则阳脱。如是者，可将以甘药，不可饮以至剂[④]。如此者弗灸，不已者因而泄之，则五脏气坏矣。

人迎一盛，病在足少阳，一盛而躁，病在手少阳。人迎二盛，病在足太阳，二盛而躁，病在手太阳。人迎三盛，病在足阳明，三盛而躁，病在手阳明。人迎四盛，且大且数，名曰溢阳[⑤]，溢阳为外格[⑥]。

脉口一盛，病在足厥阴；厥阴一盛而躁，在手心主。脉口二盛，病在足少阴；二盛而躁，在手少阴。脉口三盛，病在足太阴；三盛而躁，在手太阴。脉口四盛，且大且数者，名曰溢阴。溢阴为内关[⑦]，内关不通，死不治。人迎与太阴脉口俱盛四倍以上，名曰关格。关格[⑧]者，与之短期。

人迎一盛，泄足少阳而补足厥阴，二泄一补[⑨]，日一取之，必切而验之，疏取之上，气和乃止。人迎二盛，泻足太阳，补足少阴，二泻一补，二日一取之，必切而验之，疏取之上，气和乃止。人迎三盛，泻足阳明而补足太阴，二泻一补，日二取之，必切而验之，疏取之上，气和乃止。

脉口一盛，泻足厥阴而补足少阳，二补一泻，日一取之，必切而验之，疏而取之上，气和乃止。脉口二盛，泻足少阴而补足太阳，二补一泻，二日一取之，必切而验之，疏取之上，气和乃止。脉口三盛，泻足太阴而补足阳明，二补一泻，日二取之，必切而验之，疏而取之上，气和乃止。所以日二取之者，太、阳主胃，大富于谷气，故可日二取之也。

人迎与脉口俱盛三倍以上，命曰阴阳俱溢[⑩]，如是者不开，则血脉闭塞，气无所行，流淫于中，五脏内伤。如此者，因而灸之，则变易而为他病矣。

凡刺之道，气调而止，补阴泻阳，音气益彰，耳目聪明。反此者，血气不行。

所谓气至而有效者，泻则益虚，虚者，脉大如其故而不坚

也；坚如其故者，适虽言故，病未去也。补则益实，实者，脉大如其故而益坚也；夫如其故而不坚者，适虽言快，病未去也。故补则实、泻则虚，痛虽不随针，病必衰去。必先通十二经脉之所生病，而后可得传于终始矣。故阴阳不相移，虚实不相倾，取之其经。

凡刺之属，三刺[11]至谷气，邪僻妄合，阴阳易居，逆顺相反，沉浮异处，四时不得，稽留淫泆，须针而去。故一刺则阳邪出，再刺则阴邪出，三刺则谷气至，谷气至而止。所谓谷气至者，已补而实，已泻而虚，故以知谷气至也。邪气独去者，阴与阳未能调而病知愈也。故曰：补则实，泻则虚，痛虽不随针，病必衰去矣。

阴盛而阳虚，先补其阳，后泻其阴而和之。阴虚而阳盛，先补其阴，后泻其阳而和之。

三脉动于足大趾之间，必审其实虚，虚而泻之，是谓重虚。重虚病益甚。凡刺此者，以指按之，脉动而实且疾者疾泻之，虚而徐者则补之。反此者，病益甚。其动也，阳明在上，厥阴在中，少阴在下。

膺俞中膺，背俞中背。肩膊虚者，取之上。重舌，刺舌柱[12]以铍针也。手屈而不伸者，其病在筋；伸而不屈者，其病在骨。在骨守骨，在筋守筋。

补[13]须一方实，深取之，稀按其痏[14]，以极出其邪气；一方虚，浅刺之，以养其脉，疾按其痏，无使邪气得入。邪气来也紧而疾，谷气来也徐而和。脉实者，深刺之，以泄其气；脉虚者，浅刺之，使精气无得出，以养其脉，独出其邪气。刺诸痛者，其脉皆实。

故曰：从腰以上者，手太阴阳明皆主之；从腰以下者，足太阴阳明皆主之。病在上者下取之，病在下者高取之，病在头者取之足，病在腰者取之腘。病生于头者，头重；生于手者，臂重；生于足者，足重。治病者，先刺其病所从生者也。

春气在毛，夏气在皮肤，秋气在分肉，冬气在筋骨。刺此病者，各以其时为齐[15]。故刺肥人者，以秋冬之齐；刺瘦人者，以春夏之齐。

病痛者，阴也，痛而以手按之不得者，阴也，深刺之。病在上者，阳也。病在下者，阴也。痒者，阳也，浅刺之。

病先起阴者，先治其阴，而后治其阳；病先起阳者，先治其阳，而后治其阴。

刺热厥者，留针反为寒；刺寒厥者，留针反为热。刺热厥者，二阴一阳；刺寒厥者，二阳一阴。所谓二阴者，二刺阴也；一阳者，一刺阳也。

久病者，邪气入深。刺此病者，深内而久留之，间日而复刺之，必先调其左右，去其血脉，刺道毕矣。

凡刺之法，必察其形气。形肉未脱，少气而脉又躁，躁厥者，必为缪刺[16]之，散气可收，聚气可布。

深居静处，占神往来，闭户塞牖，魂魄不散，专意一神，精气之分，毋闻人声，以收其精，必一其神，令志在针。浅而留之，微而浮之，以移其神，气至乃休。男内女外，坚拒勿出，谨守勿内，是谓得气。

凡刺之禁：新内勿刺，新刺勿内；已醉勿刺，已刺勿醉；新怒勿刺，已刺勿怒；新劳勿刺，已刺勿劳；已饱勿刺，已刺勿饱；已饥勿刺，已刺勿饥；已渴勿刺，已刺勿渴；大惊大恐，必定其气乃刺之。乘车来者，卧而休之，如食顷乃刺之。出行来者，坐而休之，如行千里顷乃刺之。凡此十二禁者，其脉乱气散，逆其营卫，经气不次，因而刺之，则阳病入于阴，阴病出为阳，则邪气复生。粗工勿察，是谓伐身，形体淫泆，乃消脑髓，津液不化，脱其五味[17]，是谓失气也。

太阳之脉，其终也，戴眼，反折，瘛疭，其色白，绝皮[18]乃绝汗[19]，绝汗则终矣。

少阳终者，耳聋，百节尽纵，目系绝，目系绝一日半则死

矣。其死也，色青白，乃死。

阳明终者，口目动作，喜惊、妄言、色黄；其上下之经盛而不行，则终矣。

少阴终者，面黑，齿长而垢，腹胀闭塞，上下不通而终矣。

厥阴终者，中热嗌干，喜溺，心烦，甚则舌卷，卵上缩而终矣。

太阴终者，腹胀闭，不得息，气噫，善呕，呕则逆，逆则面赤，不逆则上下不通，上下不通则面黑，皮毛燋而终矣。

注释

①以血为盟：歃血盟誓的意思，用来表示这些道理的重要性。

②脉口人迎：脉口，指寸口脉，在手腕内侧桡动脉的搏动处，属手太阴肺经，可候五脏阴气的盛衰；人迎，在颈部两侧颈动脉的搏动处，属足阳明胃经，用来候六腑阳气的盛衰。

③少气：短气，元气虚弱的意思。

④至剂：指药力猛烈、能迅速起效的药物。

⑤溢阳：阳经的脉气过盛，不能被约束而盈溢于脉外。

⑥外格：阳气过于旺盛，阴气不能入内而被格拒于脉外，以致阴阳不能相交。

⑦内关：阴气过于旺盛，阳气不能入内而被格拒于外的一种状态。

⑧关格：指阴气、阳气都很旺盛，但不相互交运达到阴平阳秘，而是相互格拒，造成阴阳离决的状态。

⑨二泄一补：取两个用泄法的穴位和一个用补法的穴位，即用泄法的取穴要倍于用补法的穴位。

⑩阴阳俱溢：指阴阳两气都偏盛到极点而充斥于五脏。

⑪三刺：指由浅入深地分三个步骤进行针刺。

⑫舌柱：舌下根柱部，指舌底静脉。

⑬补：这里指补、泄两种方法。

⑭稀按其痏：出针后不要很快按住针孔。稀，即慢；痏，指针孔。

⑮齐：通“剂”，药物的剂量。这里指针刺的数目与深浅程度。

⑯缪刺：即病左刺右、病右刺左的针刺方法。

⑰脱其五味：身体极度虚弱而不能运化水谷精微。五味，这里代指水谷精微。

⑱绝皮：皮肤不显血色的意思。

⑲绝汗：汗出将绝，脱症临死前的出汗症状。

骨度

原文

黄帝问于伯高曰：脉度言经脉之长短，何以立之？伯高曰：先度其骨节之大小、广狭、长短，而脉度定矣。

黄帝曰：愿闻众人之度①。人长七尺五寸者，其骨节之大小长短各几何？伯高曰：头之大骨围二尺六寸，胸围四尺五寸，腰围四尺二寸。发所覆者颅至项，尺二寸。发以下至颐，长一尺，君子终折。

结喉以下至缺盆中，长四寸。缺盆以下至𩩲骬，长九寸，过则肺大，不满则肺小。𩩲骬以下至天枢，长八寸，过则胃大，不及则胃小。天枢以下至横骨，长六寸半，过则回肠广长，不满则狭短。横骨，长六寸半。横骨上廉以下至内辅之上廉，长一尺八寸。内辅之上廉以下至下廉，长三寸半。内辅下廉，下至内踝，长一尺三寸。内踝以下至地，长三寸。膝腘以下至跗属，长一尺六寸。跗属以下至地，长三寸。故骨围大则太过，小则不及。

角以下至柱骨，长一尺。行腋中不见者，长四寸。腋以下至季胁，长一尺二寸。季胁以下至髀枢，长六寸，髀枢以下至膝中，长一尺九寸。膝以下至外踝，长一尺六寸。外踝以下至京骨，长三寸。京骨以下至地，长一寸。

耳后当完骨者，广九寸。耳前当耳门者，广一尺三寸。两颧之间，相去七寸。两乳之间，广九寸半。两髀之间，广六寸半。

足长一尺二寸，广四寸半。肩至肘，长一尺七寸；肘至腕，长一尺二寸半。腕至中指本节，长四寸。本节至其末，长四寸半。

项发以下至背骨，长二寸半，膂骨[②]以下至尾骶，二十一节，长三尺，上节长一寸四分分之一，奇分在下，故上七节至于膂骨，九寸八分分之七。此众人骨之度也，所以立经脉之长短也。是故视其经脉之在于身也，其见浮而坚，其见明而大者，多血，细而沉者，多气也。

注释

①度：指大小、长短、宽窄。这里指骨度，即用骨骼作为标尺来衡量人体经脉的长短。

②膂骨：指脊椎骨。

营 气

原文

黄帝曰：营气之道，内谷为宝。谷入于胃，乃传之肺，流溢于中，布散于外，精专者，行于经隧，常营无已，终而复始，是谓天地之纪。故气从太阴出注手阳明，上行注足阳明，下行至跗上，注大指间，与太阴合；上行抵脾，从脾注心中；循手少阴，出腋下臂，注小指，合手太阳；上行乘腋，出𩑶内，注目内眦，上巅，下项，合足太阳；循脊，下尻，下行注小指之端，循足心，注足少阴；上行注肾，从肾注心，外散于胸中；循心主脉，出腋，下臂，出两筋之间，入掌中，出中指之端，还注小指次指之端，合手少阳；上行注膻中，散于三焦，从三焦注胆，出胁，注足少阳；下行至跗上，复从跗注大指间，合足厥阴，上行至肝，从肝上注肺，上循喉咙，入颃颡之窍，究于畜门[①]。其支别

者，上额，循巅，下项中，循脊，入骶，是督脉也；络阴器，上过毛中，入脐中，上循腹里，入缺盆，下注肺中，复出太阴。此营气之所行也，逆顺之常也。

注释

①畜门：颃颡为内鼻孔，畜门为外鼻孔。

四时气

原文

黄帝问于岐伯曰：夫四时之气，各不同形，百病之起，皆有所生，灸刺之道，何者为定？岐伯答曰：四时之气，各有所在，灸刺之道，得气穴为定。故春取经、血脉、分肉之间，甚者，深刺之，间[1]者，浅刺之；夏取盛经孙络，取分间绝皮肤；秋取经俞，邪在腑，取之合；冬取井荥，必深以留之。

温疟汗不出，为五十九痏，风㽷肤胀，为五十痏[2]。取皮肤之血者，尽取之。飧泄补三阴之上，补阴陵泉，皆久留之，热行乃止。

转筋于阳，治其阳；转筋于阴，治其阴。皆焠刺[3]之。徒㽷，先取环谷[4]下三寸，以铍针针之，已刺而筩[5]之，而内之，入而复之，以尽其㽷，必坚。来缓则烦悗，来急则安静，间日一刺之，㽷尽乃止。饮闭药，方刺之时徒饮之，方饮无食，方食无饮，无食他食，百三十五日。

着痹不去，久寒不已，卒取其三里。骨为干。肠中不便，取三里，盛泻之，虚补之。疠风者，素刺其肿上。已刺，以锐针针其处，按出其恶气，肿尽乃止。常食方食，无食他食。

腹中常鸣，气上冲胸，喘不能久立。邪在大肠，刺肓之原[6]、巨虚上廉、三里。小腹控睾，引腰脊，上冲心。邪在小肠者，连睾系，属于脊，贯肝肺，络心系。气盛则厥逆，上冲肠胃，熏肝，散于肓，结于脐。故取之肓原以散之，刺太阴以予之，取厥

阴以下之，取巨虚下廉以去之，按其所过之经以调之。

善呕，呕有苦，长太息，心中憺憺，恐人将捕之；邪在胆，逆在胃，胆液泄，则口苦，胃气逆，则呕苦，故曰呕胆。取三里以下胃气逆，则刺少阳血络，以闭胆逆，却调其虚实，以去其邪。

饮食不下，膈塞不通，邪在胃脘。在上脘，则刺抑而下之；在下脘，则散而去之。小腹痛肿，不得小便，邪在三焦[7]，约取之太阳大络，视其络脉与厥阴小络结而血者，肿上及胃脘，取三里。

睹其色，察其目，知其散复者，视其目色，以知病之存亡也。一其形，听其动静者，持气口人迎以视其脉。坚且盛且滑者，病日进；脉软者，病将下；诸经实者，病三日已。气口候阴，人迎候阳也。

注释

①间：与“甚”相对，指病轻。

②痏：一般指伤疤，这里指腧穴。

③焠刺：指用火针治疗。

④环谷：穴位名，但具体位置现在无从考证。

⑤筩：指中空的针。

⑥肓之原：气海穴的别名。

⑦三焦：据《灵枢·本输》应该为膀胱。

寒热病

原文

皮寒热者，不可附席，毛发焦，鼻槁腊[1]，不得汗。取三阳之络，以补手太阴。肌寒热者，肌痛，毛发焦而唇槁腊，不得汗。取三阳于下，以去其血者，补足太阴，以出其汗。

骨寒热者，病无所安，汗注不休。齿未槁，取其少阴于阴股

之络；齿已槁，死不治。骨厥亦然。骨痹，举节不用而痛，汗注、烦心。取三阴之经，补之。

身有所伤，血出多及中风寒，若有所堕坠，四肢懈惰不收，名曰体惰。取其小腹脐下三结交。三结交者，阳明太阴也，脐下三寸关元也。厥痹者，厥气上及腹。取阴阳之络，视主病也，泻阳补阴经也。

颈侧之动脉人迎。人迎，足阳明也，在婴筋之前。婴筋之后，手阳明也，名曰扶突。次脉，足少阳脉也，名曰天牖。次脉，足太阳也，名曰天柱。腋下动脉，臂太阴也，名曰天府。

阳迎头痛，胸满不得息，取之人迎。暴暗气鞕[②]，取扶突与舌本出血。暴袭气蒙，耳目不明，取天牖。暴挛痫眩，足不任身，取天柱。暴瘅内逆，肝肺相搏，血溢鼻口，取天府。此为天牖五部[③]。

臂阳明，有入頄遍齿者，名曰大迎。下齿龋，取之。臂恶寒补之，不恶寒泻之。足太阳有入頄遍齿者，名曰角孙。上齿龋，取之，在鼻与頄前。方病之时，其脉盛，盛则泻之，虚则补之。一曰取之出鼻外。

足阳明有挟鼻入于面者，名曰悬颅。属口，对入系目本，视有过者取之。损有余，益不足，反者益其。足太阳有通项入于脑者，正属目本，名曰眼系。头目苦痛，取之在项中两筋间。入脑乃别阴跻、阳跻，阴阳相交，阳入阴，阴出阳，交于目锐眦，阳气盛则瞋目，阴气盛则瞑目。

热厥取足太阴、少阳，皆留之；寒厥取足阳明、少阴于足，皆留之。舌纵[④]涎下，烦悗，取足少阴。振寒洒洒，鼓颔，不得汗出，腹胀烦悗，取手太阴。刺虚者，刺其去也；刺实者，刺其来也。

春取络脉，夏取分腠，秋取气口，冬取经输。凡此四时，各以时为齐[⑤]。络脉治皮肤，分腠治肌肉，气口治筋脉，经输治骨髓、五脏。身有五部：伏兔一；腓二，腓者腨也；背三；五脏之

输四；项五。此五部有痈疽者死。

病始手臂者，先取手阳明、太阴而汗出；病始头首者，先取项太阳而汗出；病始足胫者，先取足阳明而汗出。臂太阴可汗出，足阳明可汗出。故取阴而汗出甚者，止之于阳；取阳而汗出甚者，止之于阴。

凡刺之害，中而不去则精泄，不中而去则致气[6]。精泄则病甚而恇，致气则生为痈疽也。

注释

①槁腊：腊，干燥的意思。槁腊意为非常干燥。

②气鞕：指咽喉及舌体僵硬。

③天牖五部：这里指人迎、扶突、天牖、天柱、天府五个穴位。因天牖居中、其他四个穴位在其周围而命名。

④舌纵：指舌体收缩无力，纵缓不收。

⑤以时为齐：齐，通“剂”，为方剂的意思。在这里指针刺的部位和深浅应与时令的特征相适应，相谐调。

⑥致气：邪气凝聚不散的意思。

病　本

原文

先病而后逆者，治其本[1]；先逆而后病者，治其本；先寒而后生病者，治其本；先病而后生寒者，治其本；先热而后生病者，治其本。先泄而后生他病者，治其本，必且调之，乃治其他病。先病而后中满者，治其标[2]；先病后泄者，治其本；先中满而后烦心者，治其本。

有客气[3]，有同气[4]。大小便不利，治其标；大小便利，治其本。

病发而有余，本而标之，先治其本，后治其标；病发而不足，标而本之，先治其标，后治其本。谨详察间甚，以意调之[5]，

间者并行，甚为独行；先小大便不利而后生他病者，治其本也。

注释

①本：事物的根本。这里指疾病的根本、源头。

②标：由“本”引发出来的其他病状。

③客气：邪气的意思，这里也可以理解为实证。

④同气：正气的意思，这里可以理解为虚证。

⑤以意调之：意思是先治标还是先治本要根据不同的病情来定，原则是急则治其标，缓则治其本。

周　痹

原文

黄帝问于岐伯曰：周痹之在身也，上下移徙随脉，其上下左右相应，间不容空，愿闻此痛，在血脉之中邪？将在分肉之间乎？何以致是？其痛之移也，间不及下针，其慉痛[①]之时，不及定治，而痛已止矣。何道使然？愿闻其故！岐伯答曰：此众痹也，非周痹也。

黄帝曰：愿闻众痹。岐伯对曰：此各在其处，更发更止，更居更起，以右应左，以左应右，非能周也。更发更休也。黄帝曰：善。刺之奈何？岐伯对曰：刺此者，痛虽已止，必刺其处，勿今复起。

帝曰：善。愿闻周痹何如？岐伯对曰：周痹者，在于血脉之中，随脉以上，随脉以下，不能左右，各当其所。黄帝曰：刺之奈何？岐伯对曰：痛从上下者，先刺其下以过之，后刺其上以脱之。病从下上者，先刺其上以过之，后刺其下以脱之。

黄帝曰：善。此痛安生？何因而有名？岐伯对口：风寒湿气，客于外分肉之间，迫切而为沫，沫得寒则聚，聚则排分肉而分裂也，分裂则痛，痛则神[②]归之，神归之则热，热则痛解，痛解则厥，厥则他痹发，发则如是。

帝曰：善。余已得其意矣。

此内不在脏，而外未发于皮，独居分肉之间，真气不能周，故名曰周痹。故刺痹者，必先切循其下之六经，视其虚实，及大络之血结而不通，及虚而脉陷空者而调之，熨而通之。其瘛坚，转引而行之。

黄帝曰：善。余已得其意矣，亦得其事也。九者，经巽[③]之理，十二经脉阴阳之病也。

注释

①慉痛：慉，聚集的意思。慉痛，指疼痛聚集在某一部位。

②神：这里指人的注意力，精神。

③经巽：使经络通达的意思。

海　论

原文

黄帝问于岐伯曰：余闻刺法于夫子，夫子之所言，不离于营卫血气。夫十二经脉者，内属于腑脏，外络于肢节，夫子乃合之于四海[①]乎。岐伯答曰：人亦有四海，十二经水。经水者，皆注于海，海有东西南北，命曰四海。

黄帝曰：以人应之奈何？岐伯曰：人有髓海，有血海，有气海，有水谷之海，凡此四者，以应四海也。

黄帝曰：远乎哉！夫子之合人天地四海也，愿闻应之奈何。岐伯答曰：必先明知阴阳表里荥输[②]所在，四海定矣。

黄帝曰：定之奈何？岐伯曰：胃者水谷之海，其输上在气街（冲），下至三里；冲脉者，为十二经之海，其输上在于大杼，下出于巨虚之上下廉；膻中者，为气之海，其输上在于柱骨之上下，前在于人迎，脑为髓之海，其输上在于其盖，下在风府。

黄帝曰：凡此四海者，何利何害？何生何败？岐伯曰：得顺者生，得逆者败；知调者利，不知调者害。

黄帝曰：四海之逆顺奈何？岐伯曰：气海有余者，气满胸中，悗息[3]面赤；气海不足，则气少不足以言。血海有余，则常想其身大，怫然[4]不知其所病；血海不足，亦常想其身小，狭然[5]不知其所病。水谷之海有余，则腹满；水谷之海不足，则饥不受谷食。髓海有余，则轻劲多力，自过其度[6]；髓海不足，则脑转耳鸣，胫酸眩冒，目无所见，懈怠安卧。

黄帝曰：余已闻逆顺[7]，调之奈何？岐伯曰：审守其俞，而调其虚实，无犯其害，顺者得复，逆者必败。黄帝曰：善。

注释

①四海：指自然界东南西北四海。此处借指人体内髓、气、血、水谷汇聚的“四海”。

②荥输：指十二经脉的荥穴和输穴，这里专指四海所流注的穴位。

③悗息：胸中满闷，是气海穴有实证的主要症状之一。

④怫然：形容郁闷不舒的样子。

⑤狭然：形容自觉身体狭小的样子。

⑥轻劲多力，自过其度：轻快有力，行动无度，有精力过于旺盛、狂躁的感觉。

⑦逆顺：指异常和正常。

五　乱

原文

黄帝曰：经脉十二者，别为五行，分为四时，何失而乱？何得而治？岐伯曰：五行有序，四时有分，相顺则治，相逆则乱。

黄帝曰：何谓相顺？岐伯曰：经脉十二者，以应十二月。十二月者，分为四时。四时者，春秋冬夏，其气各异，营卫相随，阴阳已知，清浊不相干，如是则顺之而治。

黄帝曰：何谓逆而乱？岐伯曰：清气在阴，浊气在阳，营气

顺脉，卫气逆行[1]，清浊相干，乱于胸中，是谓大悗。故气乱于心，则烦心密嘿，俯首静伏；乱于肺，则俯仰喘喝，接手以呼；乱于肠胃，则为霍乱；乱于臂胫，则为四厥；乱于头，则为厥逆，头重眩仆。

黄帝曰：五乱者，刺之有道乎？岐伯曰：有道以来，有道以去，审知其道，是谓身宝。

黄帝曰：善。愿闻其道。岐伯曰：气在于心者，取之手少阴心主之俞；气在于肺者，取之手太阴荥，足少阴俞，气在于肠胃者，取之足太阴阳明，不下者，取之三里，气在于头者，取之天柱大杼，不知，取足太阳荥腧；气在于臂足，取之先去血脉，后取其阳明少阳之荥腧。

黄帝曰：补泻奈何？岐伯曰：徐入徐出，谓之导气[2]。补泻无形，谓之同精。是非有余不足也，乱气之相逆也。黄帝曰：允乎哉道，明乎哉论，请著之玉版，命曰治乱也。

注释

①逆行：卫气属阳，正常是日行于阳，夜行于阴。逆行即白天行于阴分，晚行于阳分，不按常规。

②徐入徐出，谓之导气：指进针和出针都应缓慢的针刺方法，即平补平泻法。

五阅五使

原文

黄帝问于岐伯曰：余闻刺有五官[1]五阅，以观五气。五气者，五脏之使[2]也，五时之副也。愿闻其五使当安出？岐伯曰：五官者，五脏之阅也。

黄帝曰：愿闻其所出，令可为常。岐伯曰：脉出于气口，色见于明堂，五色更出，以应五时，各如其常，经气入脏，必当治里。

帝曰：善。五色独决于明堂[3]乎？岐伯曰：五官已辨，阙庭必张，乃立明堂，明堂广大，蕃蔽见外，方壁高基，引垂居外，五色乃治，平博广大，寿中百岁，见此者，刺之必已，如是之人者，血气有余，肌肉坚致，故可苦以针。

黄帝曰：愿闻五官。岐伯曰：鼻者，肺之官也；目者，肝之官也；口唇者，脾之官也；舌者，心之官也；耳者，肾之官也。

黄帝曰：以官何候？岐伯曰：以候五脏。故肺病者，喘息鼻张；肝病者，眦青；脾病者，唇黄；心病者，舌卷短，颧赤；肾病者，颧与颜黑。

黄帝曰：五脉安出，五色安见，其常色殆者如何？岐伯曰：五官不辨，阙庭不张，小其明堂，蕃蔽不见，又埤[④]其墙，墙下无基，垂角去外。如是者，虽平常殆，况加疾哉。

黄帝曰：五色之见于明堂，以观五脏之气，左右高下，各有形乎？岐伯曰：脏腑之在中也，各以次舍，左右上下，各如其度也。

注释

①五官：指目、鼻、眼、耳、口。

②五脏之使：奉令出行叫作“使”。说五气是五脏之使，说明面部的气色是五脏的外在表现。

③明堂：古代政府讲明正教的地方叫明堂，位于四维正中，而鼻在面部正中，称为明堂。

④埤：卑鄙、低小的意思。

血络论

原文

黄帝曰：愿闻其奇邪[①]而不在经者。岐伯曰：血络是也。

黄帝曰：刺血络而仆者，何也？血出而射者，何也？血少黑而浊者，何也？血出清而半为汁者，何也？发针而肿者，何也？血出若多若少而面色苍苍者，何也？发针而面色不变而烦悗者，

何也？多出血而不动摇者，何也？愿闻其故。

岐伯曰：脉气盛而血虚者，刺之则脱气[2]，脱气则仆。血气俱盛而阴气多者，其血滑，刺之则射；阳气蓄积，久留而不泻者，其血黑以浊，故不能射。新饮而液渗于络，而未合和于血也，故血出而汁别焉；其不新饮者，身中有水，久则为肿。阴气积于阳，其气因于络，故刺之血未出而气先行，故肿。阴阳之气，其新相得而未和合，因而泻之，则阴阳俱脱，表里相离，故脱色而苍苍然。刺之血出多，色不变而烦悗者，刺络而虚经，虚经之属于阴者，阴脱，故烦悗。阴阳相得而合为痹者，此为内溢于经，外注于络。如是者，阴阳俱有余，虽多出血而弗能虚也。

黄帝曰：相之奈何？岐伯曰：血脉[3]者，盛坚横以赤，上下无常处，小者如针，大者如筋，则而泻之万全也，故无失数矣。失数而反，各如其度。

黄帝曰：针入而肉着者，何也？岐伯曰：热气因于针，则针热，热则内着于针，故坚焉。

注释

①奇邪：这里指因络脉不通，外来邪气壅滞、不能深入经脉而发生异常的病变。称这种外来邪气为奇邪。

②脱气：针刺放血，气随血脱，名脱气。

③血脉：这里指血脉盛，即邪气亢盛的意思。

病　传

原文

黄帝曰：余受九针于夫子，而私览于诸方，或有导引行气，乔摩、灸、熨、刺、焫饮药之一者，可独守耶，将尽行之乎？岐伯曰：诸方者，众人之方也，非一人之所尽行也。

黄帝曰：此乃所谓守一勿失，万物毕者也。今余已闻阴阳之要，虚实之理，倾移[1]之过，可治之属，愿闻病之变化，淫传绝

败[2]而不可治者，可得闻乎？岐伯曰：要乎哉问也。道，昭乎其如日醒，窘乎其如夜瞑，能被而服之，神与俱成，毕将服之，神自得之，生神之理，可着于竹帛，不可传于子孙。

黄帝曰：何谓日醒？岐伯曰：明于阴阳，如惑之解，如醉之醒。黄帝曰：何谓夜瞑？岐伯曰：喑乎其无声，漠乎其无形，折毛发理，正气横倾，淫邪泮衍，血脉传溜，大气[3]入脏，腹痛下淫，可以致死，不可以致生。

黄帝曰：大气入脏，奈何？岐伯曰：病先发于心，一日而之肺，三日而之肝，五日而之脾，三日不已，死。冬夜半，夏日中。

病先发于肺，三日而之肝，一日而之脾，五日而之胃，十日不已，死。冬日入，夏日出。

病先发于肝，三日而之脾，五日而之胃，三日而之肾，三日不已，死。冬日入，夏早食。

病先发于脾，一日而之胃，二日而之肾，三日而之膂膀胱，十日不已，死。冬人定，夏晏食[4]。

病先发于胃，五日而之肾，三日而之膂膀胱，五日而上之心，二日不已，死。冬夜半，夏日昳[5]。

病先发于肾，三日而之膂膀胱，三日而上之心，三日而之小肠，三日不已，死。冬大晨，夏晏晡。

病先发于膀胱，五日而之肾，一日而之小肠，一日而之心。二日不已，死。冬鸡鸣，夏下晡。

诸病以次相传，如是者，皆有死期，不可刺也；间一脏及二、三、四脏者，乃可刺也。

注释

①倾移：阴阳气血盛衰失衡。

②淫传绝败：邪气传变、正气败绝的意思。

③大气：这里指弥漫的邪气。

④冬人定，夏晏食：人定，指戌时，即晚上七点到九点的时候，此时正是人们夜晚刚入睡的时间；晏食，指吃晚饭，时辰为

酉时，即下午五点到七点之间。

⑤昳：约在午后未时，即下午一点到三点之间。

外揣

原文

黄帝曰：余闻九针九篇，余亲受其调，颇得其意。夫九针者，始于一而终于九，然未得其要道也。夫九针者，小之则无内[①]，大之则无外[②]，深不可为下，高不可为盖，恍惚无穷，流溢无极，余知其合于天道人事四时之变也，然余愿杂之毫毛，浑束为一，可乎？岐伯曰：明乎哉问也，非独针道焉，夫治国亦然。

黄帝曰：余愿闻针道，非国事也。岐伯曰：夫治国者，夫惟道焉，非道，何可小大深浅，杂合而为一乎。

黄帝曰：愿卒闻之。岐伯曰：日与月焉，水与镜焉，鼓与响焉。夫日月之明，不失其影，水镜之察，不失其形，鼓响之应，不后其声，动摇则应和，尽得其情。

黄帝曰：窘[③]乎哉！昭昭之明不可蔽，其不可蔽，不失阴阳[④]也。合而察之，切而验之，见而得之，若清水明镜之不失其形也。五音不彰，五色不明，五脏波荡，若是则内外相袭，若鼓之应桴，响之应声，影之似形。故远者，司外揣内，近者，司内揣外，是谓阴阳之极，天地之盖，请藏之灵兰之室，弗敢使泄也。

注释

①小之则无内：形容精妙得不能再精妙了。

②大之则无外：意思是大得不能再大了。

③窘：深奥难测的意思。

④阴阳：这里的阴阳指自然界的规律。

五 变

原文

黄帝问于少俞曰：余闻百疾之始期也，必生于风雨寒暑，循毫毛而入腠理，或复还，或留止，或为风肿汗出[①]，或为消瘅[②]，或为寒热，或为留痹[③]，或为积聚。奇邪淫溢，不可胜数，愿闻其故。夫同时得病，或病此，或病彼，意者天之为人生风乎，何其异也？少俞曰：夫天之生风者，非以私百姓也，其行公平正直，犯者得之，避者得无殆，非求人而人自犯之。

黄帝曰：一时遇风，同时得病，其病各异，愿闻其故。少俞曰：善乎哉问！请论以比匠人。匠人磨斧斤，砺刀削斫材木。木之阴阳，尚有坚脆，坚者不入，脆者皮弛，至其交节，而缺斤斧焉。夫一木之中，坚脆不同，坚者则刚，脆者易伤，况其材木之不同，皮之厚薄，汁之多少，而各异耶。夫木之早花先生叶者，遇春霜烈风，则花落而叶萎；久曝大旱，则脆木薄皮者，枝条汁少而叶萎；久阴淫雨，则薄皮多汁者，皮溃而漉；卒风暴起，则刚脆之木枝折杌伤。秋霜疾风，则刚脆之木，根摇而叶落。凡此五者，各有所伤，况于人乎！

黄帝曰：以人应木，奈何？少俞答曰：木之所伤也，皆伤其枝。枝之刚脆而坚，未成伤也。人之有常病也，亦因其骨节皮肤腠理之不坚固者，邪之所舍也，故常为病也。

黄帝曰：人之善病风厥[④]漉汗者，何以候之？少俞答曰：肉不坚，腠理疏，则善病风。黄帝曰：何以候肉之不坚也？少俞答曰：䐃肉不坚，而无分理。理者粗理，粗理而皮不致者，腠理疏。此言其浑然者。

黄帝曰：人之善病消瘅者，何以候之？少俞答曰：五脏皆柔弱者，善病消瘅。黄帝曰：何以知五脏之柔弱也？少俞答曰：夫柔弱者，必有刚强，刚强多怒，柔者易伤也。黄帝曰：何以候柔

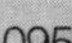

弱之与刚强？少俞答曰：此人薄皮肤，而目坚固以深者，长冲直扬，其心刚，刚则多怒，怒则气上逆，胸中蓄积，血气逆留，宽皮充肌，血脉不行，转而为热，热则消肌肤，故为消瘅。此言其人暴刚而肌肉弱者也。

黄帝曰：人之善病寒热者，何以候之？少俞答曰：小骨弱肉者，善病寒热。黄帝曰：何以候骨之小大，肉之坚脆，色之不一也？少俞答曰：颧骨者，骨之本也。颧大则骨大，颧小则骨小。皮肤薄而其肉无䐃，其臂懦懦然[⑤]，其地色殆然，不与其天同色，污然独异，此其候也。然后臂薄者，其髓不满，故善病寒热也。

黄帝曰：何以候人之善病痹者？少俞答曰：粗理而肉不坚者，善病痹。黄帝曰：痹之高下有处乎？少俞答曰：欲知其高下者，各视其部。

黄帝曰：人之善病肠中积聚者，何以候之？少俞答曰：皮肤薄而不泽，肉不坚而淖泽[⑥]。如此，则肠胃恶，恶则邪气留止，积聚乃伤脾胃之间，寒温不次，邪气稍至。蓄积留止，大聚乃起。

黄帝曰：余闻病形，已知之矣！愿闻其时。少俞答曰：先立其年，以知其时。时高则起，时下则殆，虽不陷下，当年有冲道，其病必起，是谓因形而生病，五变之纪也。

注释

①风肿汗出：这里指以水肿、出汗为主要表现的风水病。

②消瘅：指消渴病。

③留痹：指长期不愈的痹证。

④风厥：以汗出不止为主要表现的病症。

⑤懦懦然：形容柔弱无力的样子。

⑥淖泽：形容湿润的样子。

本 脏

原文

黄帝问于岐伯曰：人之血气精神者，所以奉生而周于性命者也；经脉者，所以行血气而营阴阳、濡筋骨，利关节者也；卫气者，所以温分肉，充皮肤，肥腠理，司开合者也；志意者，所以御精神，收魂魄，适寒温，和喜怒者也。是故血和则经脉流行，营复阴阳，筋骨劲强，关节清利矣；卫气和则分肉解利[①]，皮肤调柔，腠理致密矣；志意和则精神专直，魂魄不散，悔怒不起，五脏不受邪矣；寒温和则六腑化谷，风痹不作，经脉通利，肢节得安矣，此人之常平也。五脏者，所以藏精神血气魂魄者也；六腑者，所以化水谷而行津液者也。此人之所以具受于天也，无愚智贤不肖，无以相倚也。然有其独尽天寿，而无邪僻之病，百年不衰，虽犯风雨卒寒大暑，犹有弗能害也；有其不离屏蔽室内，无怵惕[②]之恐，然犹不免于病，何也？愿闻其故。

岐伯对曰：窘乎哉问也。五脏者，所以参天地，副阴阳，而运四时，化五节[③]者也；五脏者，固有小大、高下、坚脆、端正、偏倾者，六腑亦有小大、长短、厚薄、结直、缓急。凡此二十五者，各不同，或善或恶，或吉或凶，请言其方。

心小则安，邪弗能伤，易伤以忧；心大则忧，不能伤，易伤于邪。心高则满于肺中，悗而善忘，难开以言；心下，则藏外，易伤于寒，易恐以言。心坚，则藏安守固；心脆则善病消瘅热中。心端正，则和利难伤；心偏倾则操持不一，无守司也。

肺小，则少饮，不病喘喝[④]；肺大则多饮，善病胸痹、喉痹[⑤]、逆气。肺高，则上气，肩息咳；肺下则居贲迫肺，善胁下痛。肺坚则不病，咳上气；肺脆，则苦病消痹易伤。肺端正，则和利难伤；肺偏倾，则胸偏痛也。

肝小则脏安，无胁下之病；肝大则逼胃迫咽，迫咽则苦膈

中[⑥]，且胁下痛。肝高，则上支贲切，胁挽为息贲；肝下则逼胃，胁下空，胁下空则易受邪。肝坚则藏安难伤；肝脆则善病消痹，易伤。肝端正，则和利难伤；肝偏倾，则胁下痛也。

脾小，则脏安，难伤于邪也；脾大，则苦湊𦜕而痛，不能疾行。脾高，则𦜕引季胁而痛；脾下则下加于大肠，下加于大肠，则脏苦受邪。脾坚，则脏安难伤；脾脆，则善病消痹，易伤。脾端正，则和利难伤；脾偏倾，则善满善胀也。

肾小，则脏安难伤；肾大，则善病腰痛，不可以俯仰，易伤以邪。肾高，则苦背膂痛，不可以俯仰；肾下则腰尻痛，不可以俯仰，为狐疝。肾坚，则不病腰背痛；肾脆，则善病消瘅，易伤。肾端正，则和利难伤；肾偏倾，则苦腰尻痛也。凡此二十五变者，人之所苦常病。

黄帝曰：何以知其然也？岐伯曰：赤色小理者，心小；粗理者，心大。无䯏骬者，心高；䯏骬小、短、举者，心下。䯏骬长者，心下坚；䯏骬弱小以薄者，心脆。䯏骬直下不举者，心端正；䯏骬倚一方者，心偏倾也。

白色小理者，肺小；粗理者，肺大。巨肩反膺陷喉者，肺高；合腋张胁者，肺下。好肩[⑦]背厚者，肺坚；肩背薄者，肺脆。背膺厚者，肺端正；胁偏疏者，肺偏倾也。

青色小理者，肝小；粗理者，肝大。广胸反骹者，肝高；合胁兔骹者，肝下。胸胁好者，肝坚；胁骨弱者，肝脆。膺腹好相得者，肝端正；胁骨偏举者，肝偏倾也。

黄色小理者，脾小；粗理者，脾大。揭唇[⑧]者，脾高；唇下纵者，脾下。唇坚者，脾坚；唇大而不坚者，脾脆。唇上下好者，脾端正；唇偏举者，脾偏倾也。

黑色小理者，肾小；粗理者，肾大。高耳者，肾高；耳后陷者，肾下。耳坚者，肾坚；耳薄而不坚者，肾脆。耳好前居牙车者，肾端正；耳偏高者，肾偏倾也。凡此诸变者，持则安，减则病也。

帝曰：善。然非余之所问也，愿闻人之有不可病者，至尽天寿，虽有深忧大恐，怵惕之志，犹不能减也，甚寒大热，不能伤也；其有不离屏蔽室内，又无怵惕之恐，然不免于病者，何也？愿闻其故。岐伯曰：五脏六腑，邪之舍也，请言其故。五脏皆小者，少病，苦燋心，大愁忧；五脏皆大者，缓于事，难使以忧。五脏皆高者，好高举措；五脏皆下者，好出人下。五脏皆坚者，无病；五脏皆脆者，不离于病。五脏皆端正者，和利得人心；五脏皆偏倾者，邪心而善盗，不可以为人平，反复言语也。

黄帝曰：愿闻六腑之应。岐伯答曰：肺合大肠，大肠者，皮其应；心合小肠，小肠者，脉其应；肝合胆，胆者，筋其应；脾合胃，胃者，肉其应；肾合三焦膀胱，三焦膀胱者，腠理毫毛其应。

黄帝曰：应之奈何？岐伯曰：肺应皮。皮厚者，大肠厚；皮薄者，大肠薄；皮缓，腹里大者，大肠大而长；皮急者，大肠急而短；皮滑者，大肠直；皮肉不相离者，大肠结。

心应脉，皮厚者，脉厚，脉厚者，小肠厚；皮薄者，脉薄，脉薄者，小肠薄；皮缓者，脉缓，脉缓者，小肠大而长；皮薄而脉冲小[⑨]者，小肠小而短。诸阳经脉皆多纡屈者，小肠结。

脾应肉，肉䐃坚大者，胃厚；肉䐃么者，胃薄。肉䐃小而么者，胃不坚；肉䐃不称身者，胃下，胃下者，下管约不利。肉䐃不坚者，胃缓；肉䐃无小里累者，胃急。肉䐃多少里累者，胃结，胃结者，上管约不利也。

肝应爪，爪厚色黄者，胆厚；爪薄色红者，胆薄；爪坚色青者，胆急；爪濡色赤者，胆缓；爪直色白无约者，胆直；爪恶色黑多纹者，胆结也。

肾应骨，密理厚皮者，三焦膀胱厚；粗理薄皮者，三焦膀胱薄。疏腠理者，三焦膀胱缓；皮急而无毫毛者，三焦膀胱急。毫毛美而粗者，三焦膀胱直，稀毫毛者，三焦膀胱结也。

黄帝曰：厚薄美恶，皆有形，愿闻其所病。岐伯答曰：视其

外应[10]，以知其内藏，则知所病矣。

注释

①解利：润滑的意思。

②怵惕：形容惊恐害怕的样子。

③五节：五个季节，除春、夏、秋、冬外，还有长夏一季。

④喘喝：形容喘息声粗、呼吸困难的样子。

⑤喉痹：喉中如有阻隔、呼吸不畅的一种病症。

⑥膈中：一种以饮食难下为主要表现的病症。

⑦好肩：这里指肩部肌肉丰满。

⑧揭唇：指口唇上翘的样子。

⑨脉冲小：指脉搏虚弱。

⑩外应：即（内脏）外在的相应情况。

背　腧

原文

黄帝问于岐伯曰：愿闻五脏之腧，出于背者。岐伯曰：胸中大腧，在杼骨[1]之端，肺腧在三焦之间，心腧在五焦之间，膈腧在七焦之间，肝腧在九焦之间，脾腧在十一焦之间，肾腧在十四焦之间。皆挟脊相去[2]三寸所，则欲得而验之，按其处，应在中而痛解，乃其腧也。灸之则可，刺之则不可。气盛则泻之，虚则补之。以火补者，毋吹其火，须自灭也；以火泻之，疾吹其火，传其艾，须其火灭也。

注释

①杼骨：即第一椎骨。

②相去：前面各穴都在椎骨两旁各有一个，同名两个穴位之间的距离就叫相去。

卫　气

原文

黄帝曰：五脏者，所以藏精神魂魄者也；六腑者，所以受水谷而行化物者也。其气[①]内于五脏，而外络肢节。其浮气之不循经者，为卫气；其精气之行于经者，为营气。阴阳相随，外内相贯，如环之无端。亭亭淳淳乎，孰能穷[②]之。然其分别阴阳，皆有标本虚实所离之处。能别阴阳十二经者，知病之所生；候虚实之所在者，能得病之高下；知六腑之气街者，能知解结契绍于门户；能知虚石之坚软者，知补泻之所在；能知六经标本者，可以无惑于天下。

岐伯曰：博哉！圣帝之论。臣请尽意悉言之。足太阳之本，在跟以上五寸中，标在两络命门。命门者，目也。足少阳之本，在窍阴[③]之间，标在窗笼之前。窗笼者，耳也。足少阴之本，在内踝下上三寸中，标在背腧与舌下两脉也。足厥阴之本，在行间上五寸所，标在背腧也。足阳明之本，在厉兑，标在人迎，颊挟颃颡也。足太阴之本，在中封前上四寸之中，标在背腧与舌本也。

手太阳之本，在外踝之后，标在命门之上一寸也。手少阳之本，在小指次指之间上二寸，标在耳后上角下外眦也。手阳明之本，在肘骨中，上至别阳，标在颜下合钳上也。手太阴之本，在寸口之中，标在腋内动也。手少阴之本，在锐骨之端，标在背腧也。手心主之本，在掌后两筋之间二寸中，标在腋下下三寸也。

凡候此者，下虚则厥，下盛则热；上虚则眩，上盛则热痛。故石者，绝而止之；虚者，引而起之。

请言气街，胸气有街，腹气有街，头气有街，胫气有街。故气在头者，止之于脑；气在胸者，止之膺[④]与背腧；气在腹者，止之背腧，与冲脉于脐左右之动脉者；气在胫者，止之于气街，

与承山踝上以下。取此者，用毫针，必先按而在久应于手，乃刺而予之。所治者，头痛眩仆，腹痛中满暴胀，及有新积。痛可移者，易已也；积不痛，难已也。

注释

①气：指前一句所说的饮食化生的精微之气。

②穷：这里是彻底弄明白的意思。

③窍阴：即第四足趾外侧的窍阴穴。

④膺：指胸部两侧肌肉隆起处。

论　痛

原文

黄帝问于少俞曰：筋骨之强弱，肌肉之坚脆，皮肤之厚薄，腠理之疏密，各不同，其于针石火焫之痛何如？肠胃之厚薄坚脆亦不等，其于毒药何如？愿尽闻之。少俞曰：人之骨强、筋弱、肉缓、皮肤厚者，耐痛，其于针石之痛火焫亦然。

黄帝曰：其耐火焫者，何以知之？少俞答曰：加以黑色而美骨[①]者，耐火焫。黄帝曰：其不耐针石之痛者，何以知之？少俞曰：坚肉薄皮者，不耐针石之痛，于火焫亦然。

黄帝曰：人之病，或同时而伤，或易已，或难已，其故何如？少俞曰：同时而伤，其身多热者，易已；多寒者，难已。

黄帝曰：人之胜毒[②]，何以知之？少俞曰：胃厚、色黑、大骨[③]及肥骨者，皆胜毒；故其瘦而薄胃者，皆不胜毒也。

注释

①美骨：指骨骼强壮。

②胜毒：胜，耐受；毒，药物。胜毒，耐受药物的意思。

③大骨：指骨骼强壮。

水　胀

原文

黄帝问于岐伯曰：水与肤胀、鼓胀、肠覃、石瘕、石水，何以别之？岐伯曰：水始起也，目窠①上微肿，如新卧起之状，其颈脉动②，时咳，阴股间寒，足胫瘇，腹乃大，其水已成矣。以手按其腹，随手而起，如裹水之状，此其候也。

黄帝曰：肤胀何以候之？岐伯曰：肤胀者，寒气客于皮肤之间，鼟鼟然不坚，腹大，身尽肿，皮厚，按其腹，窅而不起，腹色不变，此其候也。

鼓胀何如？岐伯曰：腹胀，身皆大，大与肤胀等也，色苍黄，腹筋起③，此其候也。

肠覃④何如？岐伯曰：寒气客于肠外，与卫气相搏，气不得荣，因有所系，癖而内着，恶气乃起，瘜肉乃生。其始生也，大如鸡卵，稍以益大，至其成，如怀子之状，久者离岁，按之则坚，推之则移，月事以时下，此其候也。

石瘕⑤何如？岐伯曰：石瘕生于胞中，寒气客于子门，子门闭塞，气不得通，恶血当泻不泻，衃以留止，日以益大，状如怀子，月事不以时下，皆生于女子，可导而下。

黄帝曰：肤胀鼓胀，可刺邪？岐伯曰：先泻其胀之血络，后调其经，刺去其血络也。

注释

①目窠：指眼睑。

②颈脉动：颈脉，指喉结旁的人迎脉。颈脉动，是因水温内停，内犯血脉，脉中水气涌动，所以可见颈脉异常明显的搏动。

③腹筋起：指腹壁有脉络显现。

④肠覃：生长于肠外、形状类似菌类的肿瘤。

⑤石瘕：寒邪侵袭，使恶血滞留于子宫的一种病症。

卫气失常

原文

黄帝曰：卫气之留于腹中，搐积不行，苑蕴[①]不得常[②]所，使人支胁胃中满，喘呼逆息者，何以去之？伯高曰：其气积于胸中者，上取之；积于腹中者，下取之；上下皆满者，傍取之。

黄帝曰：取之奈何？伯高对曰：积于上[③]，泻人迎、天突、喉中；积于下者，泻三里与气街；上下皆满者，上下取之，与季胁之下一寸；重者，鸡足取[④]之。诊视其脉大而弦急，及绝不至者，及腹皮急甚者，不可刺也。黄帝曰：善。

黄帝问于伯高曰：何以知皮肉、气血、筋、骨之病也？伯高曰：色起两眉薄泽者，病在皮；唇色青黄赤白黑者，病在肌肉；营气濡然[⑤]者，病在血气；目色青黄赤白黑者，病在筋；耳焦枯受尘垢者，病在骨。

黄帝曰：病形何如，取之奈何？伯高曰：夫百病变化，不可胜数，然皮有部[⑥]，肉有柱[⑦]，血气有输，骨有属[⑧]。黄帝曰：愿闻其故。伯高曰：皮之部，输于四末；肉之柱，有臂胫诸阳分肉之间，与足少阴分间；血气之输，输于诸络，气血留居，则盛而起；筋部无阴无阳，无左无右，候病所在；骨之属者，骨空之所以受益而益脑髓者也。

黄帝曰：取之奈何？伯高曰：夫病变化，浮沉深浅，不可胜穷，各在其处，病间[⑨]者浅之，甚者深之，间者小[⑩]之，甚者众之。随变而调气，故曰上工。

黄帝问于伯高曰：人之肥瘦大小寒温，有老壮少小，别之奈何？伯高对曰：人年五十已上为老，三十已上为壮，十八已上为少，六岁已上为小。

黄帝曰：何以度知其肥瘦？伯高曰：人有肥[⑪]、有膏[⑫]、有肉[⑬]。黄帝曰：别此奈何？伯高曰：腘肉坚，皮满者，肥。腘肉

不坚，皮缓者，膏。皮肉不相离者，肉。

黄帝曰：身之寒温[14]何如？伯高曰：膏者，其肉淖，而粗理者身寒，细理者身热。脂者，其肉坚，细理者热，粗理者寒。

黄帝曰：其肥瘦大小奈何？伯高曰：膏者，多气而皮纵缓，故能纵腹垂腴。肉者，身体容大。脂者，其身收小。

黄帝曰：三者之气血多少何如？伯高曰：膏者多气，多气者热，热者耐寒。肉者多血则充形，充形则平。脂者，其血清，气滑少，故不能大。此别于众人者也。

黄帝曰：众人奈何？伯高曰：众人皮肉脂膏不能相加[15]也，血与气不能相多，故其形不小不大，各自称其身，命曰众人。

黄帝曰：善。治之奈何？伯高曰：必先别其三形，血之多少，气之清浊，而后调之，治无失常经。是故膏人，纵腹垂腴；肉人者，上下容大；脂人者，虽脂不能大者。

注释

①苑蕴：郁结不通的意思。

②常：正常、平常的意思。

③上：相对于腹而言，胸为上。

④鸡足取：一种针刺手法。

⑤濡然：濡，湿润的意思。濡然，形容皮肤多汗而非常湿润。

⑥皮有部：指皮有一定的部署。

⑦肉有柱：上下肢肌肉坚厚隆起，有支柱作用，所以称为肉有柱。

⑧骨有属：属，指关节部位。因为两骨相接的部位都是关节，所以称为骨有属。

⑨间：清浅的意思。

⑩小：这里是取穴少的意思。

⑪肥：指肉坚实、皮肤完满。

⑫膏：指肉不紧实、皮肤松弛。

⑬肉：指皮肉紧实不相分离。

⑭寒温：指两种不同的体质。

⑮不能相加：指体形匀称。

玉版

原文

黄帝曰：余以小针为细物也，夫子乃言上合之于天，下合之于地，中合之于人，余以为过针之意矣，愿闻其故。岐伯曰：何物大于天乎？夫大于针者，唯五兵①者焉，五兵者，死之备也，非生之具。且夫人者，天地之镇②也，其不可不参乎！夫治民者，亦唯针焉。夫针之与五兵，其孰小乎？

黄帝曰：病之生时，有喜怒不测，饮食不节，阴气不足，阳气有余，营气不行，乃发为痈疽。阴阳不通，两热相搏，乃化为脓，小针能取之乎？岐伯曰：圣人不能使化者为之，邪不可留也。故两军相当③，旗帜相望，白刃陈于中野者，此非一日之谋也。能使其民，令行禁止，士卒无白刃之难者，非一日之教也，须臾之得也。夫至使身被痈疽之病，脓血之聚者，不亦离道远乎？夫痈疽之生，脓血之成也，不从天下，不从地出，积微之所生也。故圣人自治于未有形也，愚者遭其已成也。

黄帝曰：其已形，不予遭，脓已成，不予见，为之奈何？岐伯曰：脓已成，十死一生，故圣人弗使已成，而明为良方，著之竹帛，使能者踵④而传之后世，无有终时者，为其不予遭也。

黄帝曰：其已有脓血而后遭乎？不导之以小针治乎？岐伯曰：以小治小者其功小，以大治大者多害，故其已成脓血者，其唯砭石铍锋之所取也。

黄帝曰：多害者其不可全乎？岐伯曰：其在逆顺焉。黄帝曰：愿闻逆顺。岐伯曰：以为伤者，其白眼青，黑眼小，是一逆也；内药而呕者，是二逆也；腹痛渴甚，是三逆也；肩项中不

便[5]，是四逆也；音嘶色脱[6]，是五逆也。除此五者，为顺矣。

黄帝曰：诸病皆有逆顺，可得闻乎？岐伯曰：腹胀、身热、脉大，是一逆也；腹鸣而满，四肢清，泄，其脉大，是二逆也；衄[7]而不止，脉大，是三逆也；咳且溲血脱形，其脉小劲，是四逆也；咳，脱形，身热，脉小以疾，是谓五逆也。如是者，不过十五日而死矣。

其腹大胀，四末清，脱形，泄甚，是一逆也；腹胀便血，其脉大，时绝，是二逆也；咳，溲血，形肉脱，脉搏，是三逆也；呕血，胸满引背，脉小而疾，是四逆也；咳呕，腹胀且飧泄，其脉绝，是五逆也。如是者，不及一时而死矣。工不察此者而刺之，是谓逆治。

黄帝曰：夫子之言针甚骏[8]，以配天地，上数天文，下度地纪[9]，内别五脏，外次六腑，经脉二十八会[10]，尽有周纪[11]。能杀生人，不能起死者，子能反之乎？岐伯曰：能杀生人，不能起死者也。

黄帝曰：余闻之，则为不仁，然愿闻其道，弗行于人。岐伯曰：是明道也，其必然也，其如刀剑之可以杀人，如饮酒使人醉也，虽勿诊，犹可知矣。

黄帝曰：愿卒闻之。岐伯曰：人之所受气者，谷也。谷之所注者，胃也。胃者，水谷气血之海也。海之所行云气者，天下也。胃之所出气血者，经隧也。经隧者，五脏六腑之大络也，迎而夺之而已矣。

黄帝曰：上下有数乎？岐伯曰：迎之五里[12]，中道而止，五至而已，五往而脏之气尽矣，故五五二十五，而竭其输矣，此所谓夺其天气者也，非能绝其命而倾其寿者也。黄帝曰：愿卒闻之。岐伯曰：窥门而刺[13]之者，死于家中；入门而刺[14]之者，死于堂上。黄帝曰：善乎方，明哉道，请著之玉版，以为重宝，传之后世，以为刺禁，令民勿敢犯也。

注释

①五兵：指五种兵器。

②天地之镇：镇，最重要。天地之镇，天地间最重要的。

③两军相当：两军相敌。当，是敌对的意思。

④踵：继承的意思。

⑤肩项中不便：手三阳经过肩，手足三阳及督脉经过项，现在肩项活动不便，说明阳经受损。

⑥音嘶色脱：声音嘶哑，面无血色。有两种说法，一种认为心主言，心合脉，其容为色，音嘶色脱是心伤的表现。另一种说法认为音嘶是肺衰的表现，色脱为五脏衰的表现。

⑦衄：指鼻出血。

⑧骏：这里是大的意思。

⑨地纪：地理的意思。

⑩经脉二十八会：指手足十二经脉，左右共二十四脉，加阴跻、阳跻、任督二脉共二十八条。

⑪周纪：指经脉运行都有一定的循行走向交汇的地方。

⑫里：手阳明大肠经穴位，在肘上三寸，是古今医家公认禁刺的部位。

⑬窥门而刺：门，是气血出入的门户。意思是浅刺。

⑭入门而刺：指深刺。

百病始生

原文

黄帝问于岐伯曰：夫百病之始生也，皆于风雨寒暑，清湿喜怒。喜怒不节则伤脏，风雨则伤上，清湿则伤下。三部之气所伤异类，愿闻其会。岐伯曰：三部之气各不同，或起于阴，或起于阳，请言其方。喜怒不节则伤脏，脏伤则病起于阴也；清湿袭虚，则病起于下；风雨袭虚，则病起于上，是谓三部。至于其淫

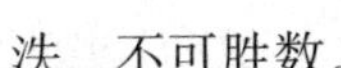

泆，不可胜数。

黄帝曰：余固不能数，故问先师，愿卒闻其道。岐伯曰：风雨寒热不得虚，邪不能独伤人。卒然逢疾风暴雨而不病者，盖无虚，故邪不能独伤人。此必因虚邪之风，与其身形，两虚相得，乃客其形[①]。两实相逢，众人肉坚，其中于虚邪也因于天时，与其身形，参以虚实，大病乃成，气有定舍，因处为名，上下中外，分为三员。

是故虚邪之中人也，始于皮肤，皮肤缓则腠理开，开则邪从毛发入，入则抵深，深则毛发立，毛发立则淅然[②]，故皮肤痛。留而不去，则传舍于络脉，在络之时，痛于肌肉，故痛之时息，大经乃代。留而不去，传舍于经，在经之时，洒淅喜惊。留而不去，传舍于输，在输之时，六经不通，四肢则肢节痛，腰脊乃强。留而不去，传舍于伏冲之脉，在伏冲之时体重身痛。留而不去，传舍于肠胃，在肠肾之时，贲响腹胀，多寒则肠鸣飧泄，食不化，多热则溏出糜。留而不去，传舍于肠胃之外，募原之间，留著于脉，稽留而不去，息而成积，或著孙脉，或著络脉，或著经脉，或着输脉，或著于伏冲之脉，或著于膂筋，或著于肠胃之募原，上连于缓筋[③]，邪气淫泆，不可胜论。

黄帝曰：愿尽闻其所由然。岐伯曰：其著孙络之脉而成积者，其积往来上下，臂手孙络之居也，浮而缓，不能句积而止之，故往来移行肠胃之间，水凑渗注灌，濯濯有音，有寒则腹䐜满雷引，故时切痛。其著于阳明之经则挟脐而居，饱食则益大，饥则益小。其著于缓筋也，似阳明之积，饱食则痛，饥则安。其著于肠胃之募原也，痛而外连于缓筋，饱食则安，饥则痛。其著于伏冲之脉者，揣之应手而动，发手则热气下于两股，如汤沃之状。其著于膂筋，在肠后者饥则积见，饱则积不见，按之不得。其著于输之脉者，闭塞不通，津液不下，孔窍干壅，此邪气之从外入内，从上下也。

黄帝曰：积之始生，至其已成，奈何？岐伯曰：积之始生，

得寒乃生，厥乃成积[4]也。黄帝曰：其成积奈何？岐伯曰：厥气生足悗[5]，悗生胫寒，胫寒则血脉凝涩，血脉凝涩则寒气上入于肠胃，入于肠胃则䐜胀，䐜胀则肠外之汁沫迫聚不得散，日以成积。卒然多食饮，则肠满，起居不节，用力过度，则络脉伤。阳络伤则血外溢，血外溢则衄血；阴络伤则血内溢，血内溢则后血。肠胃之络伤则血溢于肠外，肠外有寒，汁沫与血相搏，则并合凝聚不得散，而积成矣。卒然外中于寒，若内伤于忧怒，则气上逆，气上逆则六输不通，温气不行，凝血蕴里而不散，津液涩渗，著而不去，而积皆成矣。

黄帝曰：其生于阴者，奈何？岐伯曰：忧思伤心；重寒伤肺；忿怒伤肝；醉以入房，汗出当风伤脾；用力过度，若入房汗出浴，则伤肾。此内外三部之所生病者也。

黄帝曰：善。治之奈何？岐伯答曰：察其所痛，以知其应，有余不足，当补则补，当泻则泻，毋逆天时，是谓至治。

注释

①两虚相得，乃客其形：得，合的意思；两虚，一指邪气之虚，一指人体正气之虚。虚邪进入人体后恰遇人体正气虚弱，才能作用于人体而发病。

②淅然：形容怕冷的样子。

③缓筋：指足阳明之经。

④厥乃成积：寒气上逆，气机不畅，逐渐成积。

⑤足悗：指足部酸疼，活动不利的一种症状。

行针

原文

黄帝问于岐伯曰：余闻九针于夫子，而行之于百姓，百姓之血气，各不同形，或神动而气先针行；或气与针相逢；或针已出，气独行；或数刺乃知；或发针而气逆；或数刺病益剧。凡此

六者，各不同形，愿闻其方。

岐伯曰：重阳之人，其神易动，其气易往也。黄帝曰：何谓重阳之人？岐伯曰：重阳之人，熇熇[①]高高，言语善疾，举足善高，心肺之脏气有余，阳气滑盛而扬，故神动而气先行。

黄帝曰：重阳之人而神不先行者，何也？岐伯曰：此人颇有阴者也。黄帝曰：何以知其颇有阴者也？岐伯曰：多阳者多喜，多阴者多怒，数怒者易解，故曰颇有阴。其阴阳之离合难，故其神不能先行也。

黄帝曰：其气与针相逢，奈何？岐伯曰：阴阳和调，而血气淖泽滑利，故针入而气出，疾而相逢也。

黄帝曰：针已出而气独行者，何气使然？岐伯曰：其阴气多而阳气少，阴气沉而阳气浮者内藏，故针已出，气乃随其后，故独行也。

黄帝曰：数刺乃知，何气使然？岐伯曰：此人之多阴而少阳，其气沉而气往难，故数刺乃知也。

黄帝曰：针入而气逆者，何气使然？岐伯曰：其气逆与其数刺病益甚者，非阴阳之气，浮沉之势也。此皆粗之所败，工[②]之所失，其形气无过焉。

注释

①熇熇：火热炽盛的意思。

②工：指针刺的医生。

寒　热

原文

黄帝问于岐伯曰：寒热瘰疬[①]在于颈腋者，皆何气使生？岐伯曰：此皆鼠瘘[②]寒热之毒气也，留于脉而不去者也。

黄帝曰：去之奈何？岐伯曰：鼠瘘之本，皆在于脏，其末上出于颈腋之间，其浮于脉中，而未内著于肌肉，而外为脓血者，

易去也。

黄帝曰：去之奈何？岐伯曰：请从其本引其末[3]，可使衰去，而绝其寒热。审按其道以予之，徐往徐来以去之，其小如麦者，一刺知，三刺而已。

黄帝曰：决其生死奈何？岐伯曰：反其目视之，其中有赤脉，上下贯瞳子，见一脉，一岁死；见一脉半，一岁半死；见二脉，二岁死；见二脉半，二岁半死；见三脉，三岁而死。见赤脉不下贯瞳子，可治也。

注释

①瘰疬：一种顽固的外科疾病，多生于颈部或者腋下，形状如硬核，推之不动，小者为瘰，大的叫疬，可由少到多，由小到大。目前认为属于淋巴结核一类的病。

②鼠瘘：瘰疬破溃后，流出清稀的脓液，久不收口，就称为鼠瘘。

③从其本引其末：本，发病的根源；末，外在症状。

通　天

原文

黄帝问于少师曰：余尝闻人有阴阳，何谓阴人？何谓阳人？少师曰：天地之间，六合之内，不离于五，人亦应之，非徒一阴一阳而已也，而略言耳，口弗能遍明也。黄帝曰：愿略闻其意，有贤人圣人，心能备而行之乎？少师曰：盖有太阴之人，少阴之人，太阳之人，少阳之人，阴阳和平之人。凡五人者，其态不同，其筋骨气血各不等。

黄帝曰：其不等者，可得闻乎？少师曰：太阴之人，贪而不仁，下齐湛湛，好内而恶出，心和而不发，不务于时，动而后之，此太阴之人也。

少阴之人，小贪而贼心，见人有亡，常若有得，好伤好害，

见人有荣，乃反愠怒，心疾而无恩[①]，此少阴之人也。

太阳之人，居处于于，好言大事，无能而虚说，志发于四野[②]，举措不顾是非，为事如常自用，事虽败，而常无悔，此太阳之人也。

少阳之人，谌谛好自贵，有小小官，则高自宣，好为外交，而不内附，此少阳之人也。

阴阳和平之人，居处安静，无为惧惧，无为欣欣，婉然从物，或与不争，与时变化，尊则谦谦，谭而不治[③]，是谓至治。

古之善用针艾者，视人五态，乃治之。盛者泻之，虚者补之。

黄帝曰：治人之五态奈何？少师曰：太阴之人，多阴而无阳，其阴血浊，其卫气涩，阴阳不和，缓筋而厚皮，不之疾泻，不能移之。

少阴之人，多阴少阳，小胃而大肠[④]，六腑不调，其阳明脉小，而太阳脉大，必审调之，其血易脱，其气易败也。

太阳之人，多阳而少阴，必谨调之，无脱其阴，而泻其阳。阳重脱者易狂，阴阳皆脱者，暴死[⑤]，不知人也。

少阳之人，多阳少阴，经小而络大，血在中而气在外，实阴而虚阳。独泻其络脉，则强气脱而疾，中气不足，病不起也。

阴阳和平之人，其阴阳之气和，血脉调。谨诊其阴阳，视其邪正，安容仪，审有余不足，盛则泻之，虚则补之，不盛不虚，以经取之，此所以调阴阳，别五态之人者也。

黄帝曰：夫五态之人者，相与毋故，卒然新会，未知其行也，何以别之？少师答曰：众人之属，不如五态之人者，故五五二十五人，而五态之人不与焉。五态之人，尤不合于众者也。

黄帝曰：别五态之人，奈何？少师曰：太阴之人，其状黮黮然[⑥]黑色，念然下意[⑦]，临临然长大，腘然未偻，此太阴之人也。

少阴之人，其状清然窃然，固以阴贼，立而躁崄，行而似伏，此少阴之人也。

太阳之人，其状轩轩储储，反身折腘，此太阳之人也。

少阳之人，其状立则好仰，行则好摇，其两臂两肘，则常出于背，此少阳之人也。

阴阳和平之人，其状委委然，随随然，颙颙然，愉愉然，𥈮𥈮然，豆豆然，众人皆曰君子，此阴阳和平之人也。

注释

①心疾而无恩：指因为心怀妒忌而忘记了恩惠，有忘恩负义的意思。

②志发于四野：这里形容好高骛远。

③谭而不治：谭，通“谈”。指用说服的方法感化人，以德服人。

④肠：这里的肠应该指小肠。

⑤暴死：有两种含义，一种是突然的死亡，一种是突然不省人事的假死。

⑥黮黮然：色黑不明的意思，形容面色阴沉。

⑦念然下意：指故作姿态，谦虚下气。

官　能

原文

黄帝问于岐伯曰：余闻九针于夫子，众多矣不可胜数，余推而论之，以为一纪[①]。余司诵之，子听其理，非则语余，请其正道，令可久传后世无患，得其人乃传，非其人勿言。岐伯稽首再拜曰：请听圣王之道。

黄帝曰：用针之理，必知形气之所在，左右上下，阴阳表里，血气多少，行之逆顺，出入之合，谋伐有过。知解结，知补虚泻实，上下气门，明通于四海。审其所在，寒热淋露以输异处，审于调气，明于经隧，左右肢络，尽知其会。寒与热争，能合而调之，虚与实邻，知决而通之，左右不调，把而行之，明于逆顺，乃知可治，阴阳不奇，故知起时。审于本末，察其寒热，

得邪所在，万刺不殆。知官九针，刺道毕矣。

明于五俞，徐疾所在，屈伸出入，皆有条理。言阴与阳，合于五行，五脏六腑，亦有所藏，四时八风，尽有阴阳。各得其位，合于明堂，各处色部，五脏六腑。察其所痛，左右上下，知其寒温，何经所在。审皮肤之寒温滑涩，知其所苦，膈有上下，知其气所在[②]。先得其道，稀而疏之，稍深以留，故能徐入之。大热在上，推而下之；从上下者，引而去之；视前痛者，常先取之。大寒在外，留而补之；入于中者，从合泻之。针所不为，灸之所宜。上气不足，推而扬之；下气不足，积而从之；阴阳皆虚，火自当之。厥而寒甚，骨廉陷下，寒过于膝，下陵三里。阴络所过，得之留止，寒入于中，推而行之；经陷下者，火则当之；结络坚紧，火所治之。不知所苦，两跻之下，男阴女阳，良工所禁，针论毕矣。

用针之服，必有法则，上视天光，下司八正，以辟奇邪，而观百姓，审于虚实，无犯其邪。是得天之露，遇岁之虚[③]，救而不胜，反受其殃，故曰必知天忌，乃言针意。法于往古，验于来今，观于窈冥，通于无穷。粗之所不见，良工之所贵。莫知其形，若神仿佛。

邪气之中人也，洒淅动形；正邪之中人也，微先见于色，不知于其身，若有若无，若亡若存，有形无形，莫知其情。是故上工之取气，乃救其萌芽；下工守其已成，因败其形。

是故工之用针也，知气之所在，而守其门户，明于调气，补泻所在，徐疾之意，所取之处。泻必用员，切而转之，其气乃行，疾而徐出，邪气乃出，伸而迎之，摇大其穴，气出乃疾。补必用方，外引其皮，令当其门，左引其枢，右推其肤，微旋而徐推之，必端以正，安以静，坚心无解，欲微以留，气下而疾出之，推其皮，盖其外门，真气乃存。用针之要，无忘其神[④]。

雷公问于黄帝曰：针论曰，得其人乃传，非其人勿言，何以知其可传？黄帝曰：各得其人，任之其能，故能明其事。

雷公曰：愿闻官能奈何？黄帝曰：明目者，可使视色；聪耳

者，可使听音；捷疾辞语者，可使传论；语徐而安静，手巧而心审谛者，可使行针艾，理血气而调诸逆顺，察阴阳而兼诸方。缓节柔筋而心和调者，可使导引行气；疾毒言语轻人者，可使唾痈咒病；爪苦手毒，为事善伤者，可使按积抑痹。各得其能，方乃可行，其名乃彰。不得其人，其功不成，其师无名。故曰：得其人乃言，非其人勿传，此之谓也。手毒者，可使试按龟，置龟于器下，而按其上，五十日而死矣，手甘者，复生如故也。

注释

①以为一纪：古人以理清使之不乱叫“纪”。以为一纪，就是指通过整理，使之系统化。

②膈有上下，知其气所在：膈的上下有不同的脏器，应该知道病气所在，以进一步知晓具体是什么脏器的病变。

③岁之虚：指岁气不足出现的反常气候，如春天不温暖，冬天不寒冷等。

④用针之要，无忘其神：指用针的关键在于调养神气、推动生机，以扶正祛邪。

论疾诊尺

原文

黄帝问岐伯曰：余欲无视色持脉，独调其尺，以言其病，从外知内，为之奈何？岐伯曰：审其尺之缓急、小大、滑涩，肉之坚脆，而病形定矣。

视人之目窠上微痈，如新卧起状，其颈脉动，时咳，按其手足上，窅而不起者，风水肤胀也。

尺肤滑，其淖泽者，风也。尺肉弱者，解㑊，安卧脱肉者，寒热，不治。尺肤滑而泽脂者，风也。尺肤涩者，风痹也。尺肤粗如枯鱼之鳞者，水泆饮也。尺肤热甚，脉盛躁者，病温也，其脉盛而滑者，病且出也。尺肤寒，其脉小者，泄、少气。尺肤炬

然[①]，先热后寒者，寒热也；尺肤先寒，久大之而热者，亦寒热也。

肘所独热者，腰以上热；手所独热者，腰以下热。肘前独热者，膺前热；肘后独热者，肩背热。臂中独热者，腰腹热；肘后粗以下三四寸热者，肠中有虫。掌中热者，腹中热；掌中寒者，腹中寒。鱼上白肉有青血脉者，胃中有寒。

尺炬然热，人迎大者，当夺血；尺坚大，脉小甚，少气，悗有加，立死。

目赤色者病在心，白在肺，青在肝，黄在脾，黑在肾。黄色不可名者，病在胸中。

诊目痛，赤脉从上下者，太阳病；从下上者，阳明病；从外走内者，少阳病。

诊寒热，赤脉上下至瞳子，见一脉[②]，一岁死；见一脉半，一岁半死；见二脉，二岁死；见二脉半，二岁半死；见三脉，三岁死。

诊龋齿痛，按其阳之来，有过者独热，在左左热，在右右热，在上上热，在下下热。

诊血脉者，多赤多热，多青多痛，多黑为久痹，多赤、多黑、多青皆见者，寒热。

身痛而色微黄，齿垢黄，爪甲上黄，黄疸也。安卧小便黄赤，脉小而涩者不嗜食。

人病，其寸口之脉，与人迎之脉小大等，及其浮沉等者，病难已也。女子手少阴脉动甚者妊子。婴儿病，其头毛皆逆上者必死。耳间青脉起者掣痛。大便赤瓣飧泄[③]，脉小者，手足寒，难已；飧泄，脉小，手足温，泄易已。

四时之变，寒暑之胜，重阴必阳，重阳必阴；故阴主寒，阳主热，故寒甚则热，热甚则寒，故曰寒生热，热生寒，此阴阳之变也。

故曰：冬伤于寒，春生瘅热；春伤于风，夏生飧泄肠澼；夏伤于暑，秋生痎疟；秋伤于湿，冬生咳嗽。是谓四时之序也。

注释

①炬然：高热灼手的意思。

②脉：这里指赤脉。

③赤瓣飧泄：赤，作“青”讲。指大便如瓣状，色青，为消化不良的表现。

九针论

原文

黄帝曰：余闻九针于夫子，众多博大矣，余犹不能寤，敢问九针焉生，何因而有名？岐伯曰：九针者，天地之大数也，始于一而终于九[①]。故曰：一以法天，二以法地，三以法人，四以法时，五以法音，六以法律，七以法星，八以法风，九以法野[②]。

黄帝曰：以针应九之数，奈何？岐伯曰：夫圣人之起天地之数也，一而九之，故以立九野。九而九之，九九八十一，以起黄钟[③]数焉，以针应数也。

一者，天也。天者，阳也，五脏之应天者肺，肺者，五脏六腑之盖[④]也。皮者，肺之合也，人之阳也。故为之治针，必以大其头而锐其末，令无得深入而阳气出。

二者，地也。人之所以应土者，肉也。故为之治针，必箭其身而员其末，令无得伤肉分，伤则气得竭。

三者，人也。人之所以成生者，血脉也。故为之治针，必大其身而员其末，令可以按脉勿陷，以致其气，令邪气独出。

四者，时也。时者，四时八风之客于经络之中，为瘤病者也。故为之治针，必箭其身而锋其末，令可以泻热出血，而痼病竭。

五者，音也。音者，冬夏之分，分于子午[⑤]，阴与阳别，寒与热争，两气相搏，合为痈脓者也。故为之治针，必令其末如剑锋，可以取大脓。

六者，律也，律者，调阴阳四时而合十二经脉，虚邪客于经络而为暴痹者也。故为之治针，必令尖如氂[⑥]，且员且锐，中身微大，以取暴气。

七者，星也。星者，人之七窍[⑦]，邪之所客于经，而为痛痹，合于经络者也。故为之治针，令尖如蚊虻喙，静以徐往，微以久留，正气因之，真邪俱往，出针而养者也。

八者，风也。风者，人之股肱八节[⑧]也。八正[⑨]之虚风[⑩]，八风伤人，内舍于骨解腰脊节腠理之间，为深痹也。故为之治针，必长其身，锋其末，可以取深邪远痹。

九者，野也。野者，人之节解皮肤之间也。淫邪[⑪]流溢于身，如风水之状，而溜不能过于机关大节者也。故为之治针，令尖如梃，其锋微员，以取大气之不能过于关节者也。

黄帝曰：针之长短有数乎？

岐伯曰：一曰镵针者，取法于巾针，去末寸半，卒锐之，长一寸六分，主热在头身也。二曰圆针，取法于絮针，筩其身而卵其锋，长一寸六分，主治分间气。三曰鍉针，取法于黍粟之锐，长三寸半，主按脉取气，令邪出。四曰锋针，取法于絮针，筩其身，锋其末，长一寸六分，主痈热出血。五曰铍针，取法于剑锋，广二分半，长四寸，主大痈脓，两热争者也。六曰圆利针，取法于氂针，微大其末，反小其身，令可深内也，长一寸六分，主取痈痹者也。七曰毫针，取法于毫毛，长一寸六分，主寒热痛痹在络者也。八曰长针，取法于綦针[⑫]，长七寸，主取深邪远痹者也。九曰大针，取法于锋针，其锋微员，长四寸，主取大气不出关节者也。针形毕矣，此九针大小长短法也。

黄帝曰：愿闻身形应九野[⑬]，奈何？

岐伯曰：请言身形之应九野也。左足应立春，其日戊寅己丑。左胁应春分，其日乙卯。左手应立夏，其日戊辰己巳。膺喉首头应夏至，其日丙午。右手应立秋，其日戊申己未。右胁应秋分，其日辛酉。右足应立冬，其日戊戌己亥。腰尻下窍应冬至，其日壬子。六腑膈下三脏应中州，其大禁[⑭]，大禁太一所在之日，

及诸戊己。凡此九者，善候八正所在之处，所主左右上下。身体有痈肿者，欲治之，无以其所直之日溃治之，是谓天忌日也。

形乐志苦，病生于脉，治之于灸刺。形苦志乐，病生于筋，治之以熨引[15]。形乐志乐，病生于肉，治之以针石[16]。形苦志苦，病生于咽喝，治之以甘药。形数惊恐，筋脉不通，病生于不仁，治之以按摩醪药[17]。是谓形。

五脏气：心主噫，肺主咳，肝主语，脾主吞，肾主欠。

六腑气：胆为怒，胃为气逆哕，大肠小肠为泄，膀胱不约为遗溺，下焦溢为水。

五味：酸入肝，辛入肺，苦入心，甘入脾，咸入肾，淡入胃[18]，是谓五味。

五并：精气并肝则忧，并心则喜，并肺则悲，并肾则恐，并脾则畏，是谓五精之气，并于脏也。

五恶：肝恶风，心恶热，肺恶寒，肾恶燥，脾恶湿，此五脏气所恶也。

五液：心主汗，肝主泣，肺主涕，肾主唾，脾主涎，此五液所出也。

五劳[19]：久视伤血，久卧伤气，久坐伤肉，久立伤骨，久行伤筋，此五久劳所病也。

五走：酸走筋，辛走气，苦走血，咸走骨，甘走肉，是谓五走也。

五裁[20]：病在筋，无食酸；病在气，无食辛；病在骨，无食咸；病在血，无食苦；病在肉，无食甘。口嗜而欲食之，不可多也，必自裁也，命曰五裁。

五发：阴病发于骨，阳病发于血，以味发于气，阳病发于冬，阴病发于夏。

五邪：邪入于阳，则为狂；邪入于阴，则为血痹；邪入于阳，转[21]则为癫疾[22]；邪入于阴，转则为喑；阳入之于阴，病静；阴出之于阳，病喜怒。

五藏：心藏神，肺藏魄，肝藏魂，脾藏意，肾藏精志也。

五主：心主脉，肺主皮，肝主筋，脾主肌，肾主骨。

阳明多血多气，太阳多血少气，少阳多气少血，太阴多血少气，厥阴多血少气，少阴多气少血。故曰刺阳明出血气，刺太阳出血恶气，刺少阳出气恶血，刺太阴出血恶气，刺厥阴出血恶气，刺少阴出气恶血也。

足阳明太阴为表里㉓，少阳厥阴为表里，太阳少阴为表里，是谓足之阴阳也。手阳明太阴为表里，少阳心主为表里，太阳少阴为表里，是谓手之阴阳也。

注释

①始于一而终于九：从一开始，到九终止。指一切事物由少到多的自然发展规律。

②九以法野：野，是分野的意思。古代九州区域的划分叫作九野。

③黄钟：六律之一，古代矫正音律的一种乐器。

④盖：又叫华盖，指封建帝王专用的车盖或者伞。五脏中肺脏的部位最高，覆盖在其他脏腑之上，形状如伞盖，所以说肺为五脏六腑之盖。

⑤音者，冬夏之分，分于子午：音，指五音。冬至阴极阳生，月建在子；夏至阳极阴生，月建在午。

⑥氂：音同“毛”，兽尾长而有韧性的毛。这里形容针细而有韧性。

⑦星者，人之七窍：北斗有七星，多以此为典例。天有七星，比拟人有七窍，可以引申为天空星辰密布，人身空窍也很多。

⑧八节：概指通身关节。

⑨八正：指立春、立夏、立秋、立冬、春分、夏至、秋分、冬至。

⑩虚风：贼风，指四时反常的气候。

⑪淫邪：指邪气过盛，蔓延为害。

⑫綦针：指缝纫用的长针。

⑬九野：指九宫的位置。

⑭大禁：大，普遍；禁，指禁止针刺的日期。

⑮熨引：指用药温熨导引。

⑯针石：石针，通常称砭。为古代切刺皮肤，排脓放血的手术工具。

⑰醪药：即药酒。

⑱淡入胃：甘及薄为淡，属土。五谷都具淡味，而受纳于胃。

⑲五劳：指劳逸过度，积久形成的五种劳伤。

⑳裁：节制的意思。

㉑转：抟结的意思。

㉒癫疾：这里指头部疾患，如头痛、眩晕等。

㉓表里：指内外阴阳的相互联系。阳经行于身体外侧，主表；阴经行于身体内侧，主里。